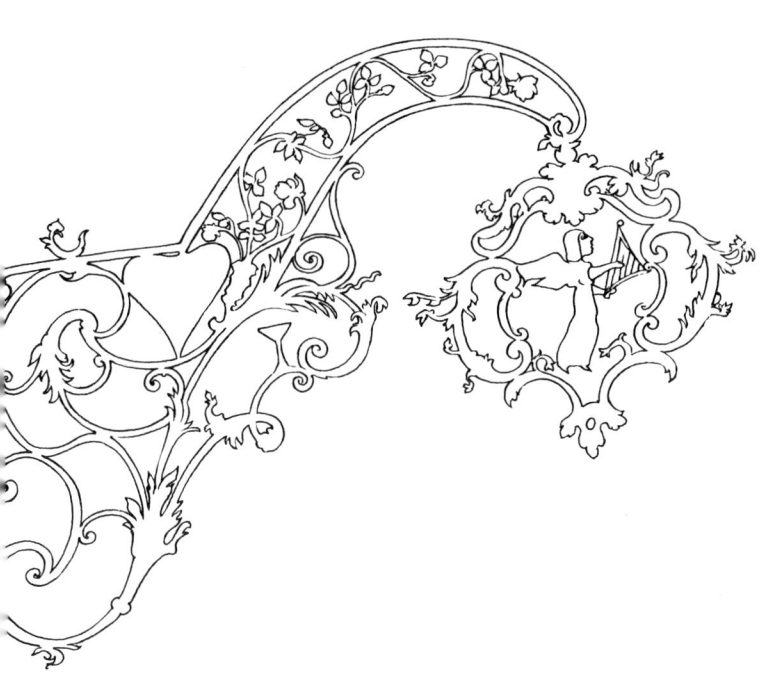

Wo ißt man gut in Deutschland

Ausgezeichnet von der
Gastronomischen Akademie Deutschlands
mit dem Prädikat »zu empfehlen«

Arne Krüger
Hans Eckart Rübesamen

Wo ißt man gut in Deutschland

*400 Feinschmecker-Treffpunkte
und ihre Spezialitäten*

Neuausgabe 1973

Gräfe und Unzer

Die Auswahl der Lokale für diesen Wegweiser erfolgte ohne finanzielle oder materielle Gegenleistung.

Herausgeber und Verlag sind den Benutzern des Buches für Anregungen, Ergänzungen und Kritik jederzeit dankbar. Schreiben Sie bitte an:
Gräfe und Unzer Verlag, 8 München 40, Isabellastraße 32

4. Auflage – Neuausgabe 1973
© by Gräfe und Unzer Verlag München
Zeichnungen: Ingeburg Rothemund
Umschlaggestaltung: Atelier Heinrichs und Bachmann
Druck: Buchdruckerei Georg Wagner, Nördlingen
Bindung: Druckerei Ludwig Auer, Donauwörth
ISBN 3-7742-3222-9

Inhalt

Ein Wort zur Neuausgabe

Der ersten Auflage dieses Buches ist widerfahren, was sich jeder Koch für seine Speisen wünscht: Sie ist frisch und heiß auf den Tisch der Feinschmecker gelangt. Aus dem Küchendeutsch übersetzt, heißt das: Die erste Auflage von WO ISST MAN GUT IN DEUTSCH-LAND ist innerhalb von wenigen Monaten vergriffen gewesen – das Beste, was einer so verderblichen Ware wie einem Restaurant-Führer geschehen kann. Denn das setzte die Herausgeber in die Lage, ihre Auswahl zu überprüfen und neu darüber zu entscheiden, welche Lokale der Aufnahme würdig geblieben sind, welche sich durch konstant hervorragende Leistungen die Aufnahme erstmals verdient haben, und welche – aus was für Gründen auch immer – in diesem erlesenen Kreis nicht mehr erscheinen können. Der aufmerksame Benutzer des Buches wird feststellen, daß ein lebhaftes Kommen und Gehen stattgefunden hat, wie es in einer so schwierigen Branche auch gar nicht anders sein kann.

Die Neuausgabe 1973 von WO ISST MAN GUT IN DEUTSCHLAND ist nach ausgedehnten Testfahrten kreuz und quer durch die Bundesrepublik – kritisch und natürlich vollkommen unabhängig – von Grund auf überprüft, neu bearbeitet und in allen Details aktualisiert worden. 160 Lokale, die den »Härte-Test« bestanden haben, sind in die erste Kategorie aufgenommen worden, mit ausführlichen sachlichen Informationen und persönlichen, bewußt subjektiv gehaltenen Kommentaren. Zusätzlich sind weitere 274 Lokale »zum Ausprobieren« genannt, die sich durch eine ebenfalls gute oder zumindest originelle Küche empfohlen haben.

Mancher wird sich fragen, warum dieses Buch nicht umfangreicher geworden ist. Herausgeber und Verlag haben den Kreis der Auserwählten ganz bewußt begrenzt. Die beständige Einhaltung eines hohen gastronomischen Niveaus ist sehr schwierig und eben darum nicht gerade häufig anzutreffen. Atmosphäre, Komfort, Service wurden wohl gewürdigt, so wie sie es verdienen. Doch für die Aufnahme in den Führer war allein maßgeblich, ob tatsächlich überdurchschnittliche kulinarische Leistungen auf den Tisch kommen, und zwar regelmäßig. Dabei schätzen wir einfache Gerichte, wenn sie hervorragend zubereitet sind, ebenso hoch ein wie komplizierte Spezialitäten. Nur das Wie entscheidet. Auf die folgenden Kriterien haben wir unser besonderes Augenmerk gerichtet:

Die Natürlichkeit. Speisen sollten natürlich, also ohne Schnörkel, ohne modische Beilagen auf der Karte angeboten werden. Dies besonders in ländlichen Gasthäusern, die oft glauben, die »große weite Welt« in ihre Gaststube einladen zu müssen.

Die Echtheit. Die Speisen sollen so auf den Tisch kommen, wie sie auf der Karte angeboten werden. Das bedeutet, daß beispielsweise »Isländische Matjesfilets mit frischen Schnittbohnen« wirklich Matjes sind und nicht etwa Bismarckheringe und daß nicht Konservenbohnen die frischen ersetzen. Oder daß ein »Hummercocktail« aus Hummerfleisch und nicht aus Crabmeat besteht.

Luft und Sauberkeit. Galsträume sollen gut gelüftet sein. Reine Luft und Sauerstoff sind wichtiger als Silberbesteck und edles Porzellan. Dabei kann es getrost nach Speisen und Wein duften, das ist ganz natürlich. Nicht aber darf ein Haus muffig und nach Essen von gestern riechen.

Falls Sie einmal in einem der hier genannten Häuser weniger gut gegessen haben sollten als in einem anderen Lokal, dann bedenken Sie bitte: Die Grenzen sind fließend und vielerlei Umstände können ins Gewicht fallen, wie Personalwechsel, Krankheit, ein »Unfall« oder einfach die Tagesform. Und denken Sie bitte auch daran, daß es für die verbindliche Beurteilung eines Restaurants nötig ist, mehrere Male ausgiebig in ihm gespeist zu haben. Ausgiebig heißt: ein echtes Menü, selbst zusammengestellt und mit den entsprechenden Weinen in Muße eingenommen. Das ist nicht jedermanns Sache.

Auf jeden Fall aber würden wir uns über Ihre kritische Mitarbeit sehr freuen. Denn dieser Wegweiser möchte die hohen Ansprüche, die wir selbst an ihn gestellt haben, auch durch die Vollständigkeit der Lokale erfüllen, die er empfiehlt. Und vielleicht trägt die kritische Aufmerksamkeit der Feinschmecker in unserem Lande dazu bei, daß der Kreis der Auserwählten in der Ausgabe für das kommende Jahr schon erweitert werden kann.

Dem Restaurant-Teil dieses feinschmeckerischen Beraters haben wir wiederum – auf farbigem Papier – das »Wörterbuch der feinen Küche« und den Abschnitt »Welche Weine zu welchen Speisen?« beigegeben, um ihn zu einem echten Handbuch für den Gourmet zu machen. Bon appetit!

Arne Krüger

Gourmands und Gourmets in Deutschland

Wer darangeht, ein kulinarisches »Who is who in Germany?« zusammenzutragen, bekommt keineswegs nur erbetene Ratschläge, sondern oft genug auch die gedehnte Gegenfrage zu hören: »Gute Eßlokale – bei uns?«
Denn das weiß schließlich jeder, der auf sich und seine wohlerworbenen Vorurteile hält: Mit der Gastronomie ist's im allgemeinen nicht weit her in Deutschland. Und während solche »Kenner« vor dem Bodensatz eines mediterranen Fischernetzes, den ihnen ein sizilianischer Gastwirt mit stolzgeschwellter Gebärde auftischt, in ehrfürchtige Andacht versinken, verleugnen sie den Hering und das Sauerkraut, die Maultaschen und den Wacholderschinken – ebenso wie den Horcher und den Walterspiel, den Arnold und den Ehmke.
Freilich, solche Vorurteile sind nicht ganz ohne Ursache entstanden. Die echten Küchenkünstler in Deutschland hatten es von jeher nicht leicht mit ihren Landsleuten, und ihre Nachfolger haben heute noch an den Hypotheken zu tragen, mit denen unsere kulinarische Entwicklungsgeschichte belastet ist. Denn da steckt in vielen von uns noch immer ein Stückchen Preußentum, das die einleuchtende Wahrheit »Wir leben nicht, um zu essen – wir essen, um zu leben« fast ins Metaphysische hinaufstilisiert hat und dem die Nahrungsaufnahme die Erfüllung einer Pflicht bedeutete. Und auf der anderen Seite treibt auch der gemeine Vielfraß noch sein Unwesen bei uns, etwa in der symbolischen Gestalt eines bayerischen Holzknechts, der die Qualität seiner Mahlzeit nach Anzahl und Durchmesser der Knödel beurteilt. Damit sei übrigens keineswegs eine kulinarische Mainlinie gezogen. Der preußische Puritaner kann ebensogut in Ulm zu Hause sein wie der bayerische Holzknecht, sagen wir, im Teutoburger Wald. Vorteilhafte Ausgangspositionen auf dem Weg zur Feinschmeckerei sind sie jedenfalls beide nicht gewesen. Das ist wohl auch der Grund dafür, daß viele unserer Küchen – häusliche wie gastronomische – so lange im schlechten Geruch von Suppenwürfeln und Bratfettdunst gestanden haben.
Doch die Zeichen des Wandels zum Besseren sind mittlerweile nicht mehr zu übersehen. Wachsender Wohlstand, mehr Vergleichsmöglichkeiten mit ausländischen Küchen, kulinarischer und gastronomischer Ehrgeiz, eine

bis dahin ungeahnte Fülle und Vielseitigkeit des Ange-
bots, erhöhtes Gesundheitsbewußtsein, sicher auch Pre-
stigebedürfnis und für die Spesenesser günstige Steuer-
gesetze haben das ihre dazu beigetragen. Mehr und mehr
werden die Gourmands von den Gourmets verdrängt.
Daß dieser Fortschritt so lange auf sich warten ließ, hat
an den Köchen selbst zuletzt gelegen. So mancher kun-
dige Küchenmann hat einst den heimischen Herd verlassen, weil er erkennen mußte, daß er für seine Kunst
nicht die richtige Anerkennung fand. Wo keine Heraus-
forderung ist, wo kein Gourmet sich hoffnungsfroh zu
Tisch setzt, da ist auch keine Antwort, keine hervorragende Leistung zu erwarten. Der hastige Allesesser, der
wahllose Vielfraß, sie waren keine Ermutigung für den
Meister vom Kochlöffel, sein Bestes zu geben.
Der gute Koch braucht den Gourmet, wie dieser jenen
braucht. Es scheint, daß beide einander gefunden haben.
Noch kaum je ist in Deutschland so gut und gern gespeist
worden wie in unserer Zeit. Eine appetitanregende, zun-
gen- und gaumenschmeichelnde Atmosphäre ist in das
Land gezogen, lockt die Feinschmecker an und beglückt
sie. Unsere Gastronomen wetteifern miteinander – und
das unter erschwerten Bedingungen –, dem anspruchsvollen Gast das Beste zu bieten, weil es sich lohnt. Fast
scheint es, als sei jetzt auch bei uns die Weisheit des ehr-
würdigen Brillant-Savarin heimisch geworden, die man
in aktueller Abwandlung so wiedergeben könnte: »Die
Entdeckung eines neuen Gerichtes ist für das Glück der
Menschheit wichtiger als eine weiche Landung auf dem
Mond!«
Allerdings: Wachsamkeit tut not! Nicht jeder, der auf
der kulinarischen Strömung mitsegeln möchte, hat auch
den richtigen Kurs eingeschlagen. Weder die steife Vor-
nehmheit, mit der eine gekörnte Brühe als Consommé
serviert wird, noch das Alter dekorativer Versatzstücke
bieten eine Gewähr für die Qualität der Küche. Auch
manche kunstvoll über kupferner Platte zusammenschla-
gende Flamme dient weniger kulinarischer Erleuchtung
als der Vernebelung der Urteilsfähigkeit. Und ganz besonders zu beklagen ist es, wenn ein grundsolider Landgasthof, dessen Würste und Schinken aus eigener Metzgerei ein Geheimtip unter Kennern waren, plötzlich eine
internationale Spezialitätenkarte (dreisprachig) vorlegt,
deren Ansprüchen er nicht gewachsen ist. Da gilt es,
Qualitätsbewußtsein zu entwickeln und immer wieder
aufs Neue zu erproben.

Nichts beflügelt den Ehrgeiz eines Gastronomen mehr als ein Gast, der kennerisch zu würdigen versteht, was er auf den Tisch bekommt. So gesehen, erfüllt jeder, der sich dieses Buches bedient, geradezu eine erzieherische Aufgabe. Die Herausgeber würden gern die Folgen tragen und die Zahl der für würdig befundenen Lokale in der nächsten Auflage vergrößern. Denn das wäre der Beweis für sie, daß — wenn es weiter aufwärts geht mit der Feinschmeckerei in unserem Land — ihr Wegweiser einen Beitrag geleistet hat, weil er Maßstäbe setzte.

Hans Eckart Rübesamen

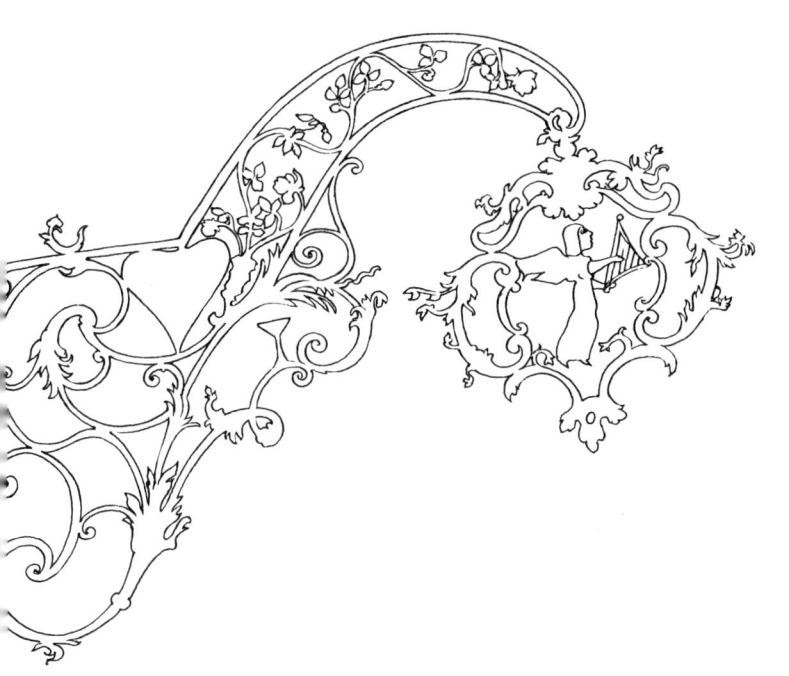

Berlin

BERLIN

Grill im Hotel Ambassador

1000 Berlin 30, Bayreuther Straße 42–43
Telefon (03 11) 24 01 01; Fernschreiber: 1 84 259

Lage: im Stadtzentrum, Nähe Wittenbergplatz
Parken: eigener Parkplatz im Haus
Geöffnet: täglich von 18.30–24 Uhr
Milieu: elegant und anspruchsvoll
Platz: für 80 Personen
Nebenräume: in allen Größen
Leitung: Jürgen G. Rachfahl
Spezialitäten: feine französische Küche, Fleisch- und
    Fischgerichte vom Holzkohlengrill;»Spezialitäten der
    Jahreszeiten«, z. B. Krebse, Spargel, Wild
Weine: gute Auswahl an deutschen und französischen
    Spitzenweinen
Biere: Pilsner Urquell, Carlsberg, Schultheiss vom Faß

Aus meinem Reise-Notizbuch
Ich habe mich immer gewundert, wie es möglich ist, auf
so kleinem Raum so großes Küchenrenommé zu erzeu-
gen. Der Grill ist klein, die Küche ist klein – gemessen
an den Dimensionen des Hotels und seiner Umsätze. Die
Speisenauswahl schlägt keine phantasievollen Kapriolen.
Aber es lohnt sich, die Klassiker der Küche auf dem Teller erneut zu begrüßen. Sehr gute Weinauswahl dazu.

BERLIN

Bistro Le Bou-Bou (Aben)

1000 Berlin, 31, Kurfürstendamm 103
Telefon (03 11) 8 85 10 36

Lage: Nähe Henriettenplatz (Halensee)
Parken: im Hof und auf dem Mittelstreifen des Kurfür-
    stendamms
Geöffnet: täglich von 12–2 Uhr nachts
Milieu: elegantes französisches Spezialitätenrestaurant,
    Einrichtung im Jugendstil

Platz: für 120 Personen; im Sommer Blumenterrasse auf
dem Kurfürstendamm
Leitung: Christian Müller
Spezialitäten: Hummer, Kaviar, Austern; Bouillabaisse
und andere Spezialgerichte aus verschiedenen französi-
schen Provinzen
Weine: französische Weine aus den besten Lagen
Biere: Kronenbourg, Hannen Alt
Getränkespezialitäten: zehn verschiedene Calvados-
Sorten, Eau de Vie Marc de Bourgogne

Aus meinem Reise-Notizbuch
Ein junger Wirt übernahm das Restaurant alten Stils.
Bou-Bou bedeutet in der französischen Umgangs-
sprache ein frohes Ereignis. In diesem Bou-Bou geht es
fröhlich zu, man sitzt im Sommer am Kudamm an
französischen Caféhaustischen, man trinkt Aperitifs oder
Ricard, man ißt leichte Gerichte der französischen
Regionalküche. Alles sehr ungezwungen und gar nicht
cuisine classique.

BERLIN

Conti-Fischstuben

1000 Berlin 12, Sybelstraße 14
Telefon (03 11) 8 85 90 74

Lage: in Charlottenburg, Nähe Kurfürstendamm
Anfahrt: über Kurfürstendamm, Wilmersdorfer Straße
Parken: eigener Parkplatz; in den umliegenden Straßen
Geöffnet: täglich, außer montags, von 11.30–24 Uhr
Milieu: modern und komfortabel eingerichtetes Fein-
schmecker-Restaurant
Platz: für 80 Personen
Nebenraum: Aquarien-Cocktail-Bar
Leitung: Jürgen G. Rachfahl
Spezialitäten: Meerestiere und Fische, z. B. Austern,
Hummer, Langusten, Scampi, Muscheln; jeden Frei-
tag Bouillabaisse; Gravad Lachs, gegrillter Steinbutt,
gespickter Hecht in Sahnesauce; regional: Aal grün
mit Gurkensalat, Havelzander, Krebse Berliner Art
Weine: deutsche und französische Spitzenweine
Bier: Schultheiss vom Faß

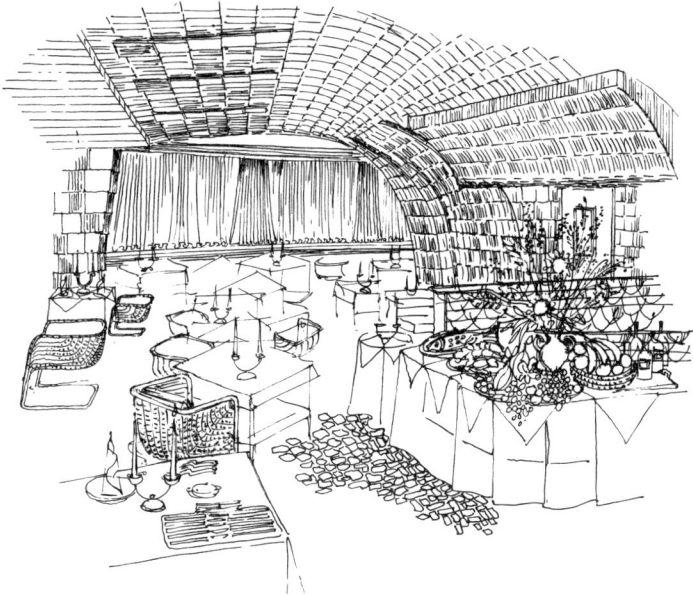

Aus meinem Reise-Notizbuch
Grundsätzlich handelt es sich um ein Fischrestaurant.
Daher das Übergewicht an Fischen. Aber ich bestelle mir
anschließend immer noch ein Fleischgericht. Die Weine
sind nach Bier und Malteser angebracht.

BERLIN

Golden West im Berlin Hilton

1000 Berlin 30, Budapester Straße 2
Telefon (03 11) 26 10 81; Fernschreiber: 01 84 380

Lage: im Stadtzentrum, zwischen Gedächtniskirche und
　　Wittenbergplatz
Parken: gebührenfreier Parkplatz vor dem Haus
Geöffnet: täglich von 12—15 und von 18.30—24 Uhr
Milieu: ambitioniert und leicht snobby, Einrichtung im
　　Western Style der amerikanischen Jahrhundertwende
Platz: für 125 Personen
Leitung: Dieter Schulz
Spezialitäten: US-Steaks, amerikanische Spezialgerichte
Sonderangebote: Tagesmenüs für den eiligen Geschäfts-
　　mann

Weine: deutsche und französische Spitzenweine
Biere: Pilsner Urquell vom Faß; Berliner, Dortmunder,
   Münchner Biere

Aus meinem Reise-Notizbuch
Am besten melden Sie sich an. Wenn ein Touristen-Pulk
eingefallen ist, kann man keine Perfektion erwarten. In
schöpferischer Ruhe entfaltet sich dieser gastronomische
Schmetterling am besten. Suchen Sie auf der Karte nach
Gerichten, die Sie bisher nicht kannten, das sind hier die
Haus-Spezialitäten. Sie werden's nicht bereuen. Zum
Schluß dann das lustige Spektakel mit der Kaffeeflinte.

BERLIN

Kempinski-Grill

1000 Berlin 15, Kurfürstendamm 27
Telefon (03 11) 8 81 06 91; Fernschreiber: 08 13 553

Lage: im Stadtzentrum, Nähe Gedächtniskirche
Parken: in der Fasanenstraße; Parkhaus am Zoo 800 m
Geöffnet: täglich von 12–2.30 Uhr nachts
Milieu: Grillrestaurant im Rahmen eines Hauses der
   Spitzenklasse
Platz: für 50 Personen
Leitung: Walter Czarnecki
Spezialitäten: hausgemachte Gänseleberpastete, Austern-
   Cocktail, 1/2 Avocadobirne mit Krebsschwänzchen;
   Seezungenfilets mit frischen Austern in Butter und
   Thymian, Schneckenragout flambiert mit altem Gene-
   ver; Rehsteak mit brauner Haselnußbutter, Pfefferkir-
   schen und grünen Bohnen, Fasanenbrüstchen mit
   Morcheln in Rahm, gespickter Hasenrücken für 2 Per-
   sonen, Lamm-Carrée wie in der Provence; Haselnuß-
   auflauf mit heißen Sauerkirschen
Weine: gute Auswahl an in- und ausländischen Spitzen-
   weinen; offene Weine
Biere: Schultheiss vom Faß; Pilsner Urquell, Guinness
   Stout

Aus meinem Reise-Notizbuch
Der Prominentengrill von Berlin. Gelernte Feinschmek-
ker, die sich als solche zu erkennen geben, werden vom

Kellner besonders liebevoll bedient. Nach französischer
Sitte können Sie die Fleischstücke roh aus dem Glaskühl-
schrank des Grills aussuchen. Vor allem für Lamm-
Freunde ist das von Vorteil. Die Küche sorgt für fri-
scheste Gemüse- und Fruchtsorten auch außerhalb der
Saison.

BERLIN

Maître

1000 Berlin 15, Meineckestraße 10
Telefon (03 11) 8 83 84 85

Lage: im Zentrum von Charlottenburg, 50 m vom Kur-
   fürstendamm
Parken: Parkhaus gegenüber
Geöffnet: täglich, außer sonntags, von 12—15 und von
   18—1 Uhr
Milieu: französisches Restaurant, exklusiver Zuschnitt
Platz: für 60 Personen
Nebenraum: Salon für 30 Personen
Leitung: Henri Levy und Margarethe Rahn
Spezialitäten: Consommé Rana, Escargots Alsacienne,
   Coquilles St. Jacques, Aal in Rotwein; Bouillabaisse
   Marseillaise; Ente im grünen Pfeffer, Lammrücken
   gegrillt mit provenzalischen Kräutern, Rebhuhn à la
   Presse, Hühnerbrust in Zitrone; weiße Pfirsiche Car-
   dinal, Crêpe aux Fraises, Soufflé au Chocolat Grande
   Duchesse
Weine: nur französische Weine, 140 Sorten aus allen
   Anbaugebieten
Biere: Pilsner Urquell, Kronenbourg, Carlsberg
Getränkespezialitäten: alte Cognacs, alter Calvados, alte
   Weine

Aus meinem Reise-Notizbuch
Sonderklasse von A bis Z. Maître Henri ist trotz seiner
Jugend einer der größten Perfektionisten seines Faches.
Eine glanzvolle Soirée in diesem Restaurant ist eine
Reise nach Berlin wert. Sie werden noch lange an die
Coquilles St. Jacques, den provenzalischen Lammrücken
und die weißen Pfirsiche denken.

Neptun

1000 Berlin 15, Lietzenburgerstraße 78
Telefon (03 11) 8 83 66 07

Lage: im Stadtzentrum, am Kudamm-Karree
Parken: in den umliegenden Straßen; Parkhaus 60 m
Geöffnet: täglich durchgehend von 12–24 Uhr im Winter, von 12–15 und von 18–23.30 Uhr im Sommer
Milieu: Fisch-Spezialitätenrestaurant in rustikalem Stil
Platz: für 50 Personen
Leitung: Küchenmeister Manfred Haid
Spezialitäten: ungewöhnlich große Auswahl an Fischgerichten in den verschiedensten Zubereitungen, Fischsuppen, Krusten- und Schalentiere
Weine: offene Weine von der Mosel, vom Kaiserstuhl und aus Württemberg
Biere: Pilsner Urquell, Berliner, Dortmunder Biere

Aus meinem Reise-Notizbuch
Wie angenehm, am Herd einen Meisterkoch zu wissen. Alle Gerichte werden à la minute zubereitet. Die Karte hat für jeden Fischliebhaber etwas: 14 Suppen, davon 4 Varianten der Schildkrötensuppe, 5 Aalgerichte, 6mal Hecht, 5mal Heilbutt, 7mal Lachs, 9mal Steinbutt, 15mal Seezunge, 8mal Zander und 13 Krustentiergerichte. Dazu ist ein Württemberger Schillerwein empfehlenswert. Das relativ kleine und bescheidene Restaurant ist gut geführt.

Palinka Csarda

1000 Berlin 15, Kurfürstendamm 227
Telefon (03 11) 8 83 87 80

Lage: Nähe Uhlandstraße
Parken: in den umliegenden Straßen
Geöffnet: täglich von 18–1 Uhr
Milieu: ungarisch-folkloristische Einrichtung und Atmosphäre

Platz: für 160 Personen
Leitung: Jürgen G. Rachfahl
Spezialitäten: ungarische Fisch- und Fleischgerichte,
z. B. ungarische Kesselgulaschsuppe, geräucherte
Schweinsstelze mit frischem Meerrettich; frische Fo-
relle Karpaten Art mit Krebsen, Pilzen und Kräuter-
kartoffeln
Weine: ungarische und deutsche Weine; offene ungari-
sche Weine
Biere: Pilsner Urquell, Schultheiss vom Faß

Aus meinem Reise-Notizbuch
Die Oberleitung liegt beim Management des »Ambassa-
dor«. Aber die gastronomischen Leistungen in der Küche
und am Tisch werden an Ort und Stelle von Ungarn er-
bracht. Die Gulaschsuppe wird von allen gerühmt. Gehen
Sie aber nicht nur ihretwegen ins »Palinka«, sondern
wenn Sie in der richtigen Stimmung sind. Oder wenn Sie
diese verbessern wollen.

BERLIN
Ritz

1000 Berlin 30, Rankestraße 26
Telefon (03 11) 24 72 50

Lage: im Zentrum von Charlottenburg, zwischen Kaiser-
Wilhelm-Gedächtniskirche und Rankeplatz
Parken: in den umliegenden Straßen
Geöffnet: täglich, außer an Sonn- und Feiertagen, von
12–14.30 und von 18–23 Uhr; vom 1.–28. August
geschlossen
Milieu: internationales Feinschmecker-Restaurant
Platz: für 60 Personen, Tischbestellung dringend
empfohlen
Leitung: Michael Schnöke
Spezialitäten: Berliner Krebsschwanzsuppe, Kalbslend-
chen Bolschoi-Theater; Aalspießchen in Salbei; auf
Vorbestellung exotische Gerichte, z. B. Indonesische
Reistafel, Golden Lotos Essen, Dim Lo-Feuertopf
(mongolisches Zeltgericht für 4–6 Personen)
Weine: sehr gute Auswahl aus den wichtigsten Anbau-
gebieten
Bier: Pilsner Urquell vom Faß

Aus meinem Reise-Notizbuch

Das Restaurant der Sonderklasse, besonders was die
exotischen Speisen angeht. Und deren einsame Qualität.
Werner Fischer, der Gründer des Hauses, übergab sein
Restaurant seinem Meisterschüler. An der Qualität
hat sich nichts geändert. Tasten Sie sich nach und nach
in die Wunderwelt dieser Gerichte vor.

Weitere empfehlenswerte Lokale zum Ausprobieren

BERLIN

Alexander
Kurfürstendamm 46, Tel. 8 83 34 60, 8 83 35 60

Ristorante Bacco
Marburger Straße 5, Tel. 2 11 86 87; italienische Küche

Berlin-Grill
Kurfürstenstraße 62, Tel. 13 02 91; Grillrestaurant
des Hotel Berlin

Hardtke
Meineckestraße 26 und 27, Tel. 8 81 87 26; Berliner
Hausmannskost

Heckers Deele
Grolmannstraße 35, Tel. 8 83 02 26; westfälische
Spezialitäten

Kopenhagen
Kurfürstendamm 203, Tel. 8 81 62 19; Smørrebrød

Kottler-Schwabenwirt
Motzstraße 30 (Schöneberg), Tel. 24 38 93; schwäbische
Spezialitäten

Bei Pero
Kantstraße 135, Tel. 32 40 46; jugoslawische Spezialitäten

San Marco
Kleiststraße 36, Tel. 2 16 59 25; italienische Küche

Hotel-Restaurant Schweizerhof
Budapester Straße 25, Tel. 2 69 61

Zlata Praha
Meineckestraße 4, Tel. 8 81 97 50; Pilsner Urquell-
stuben

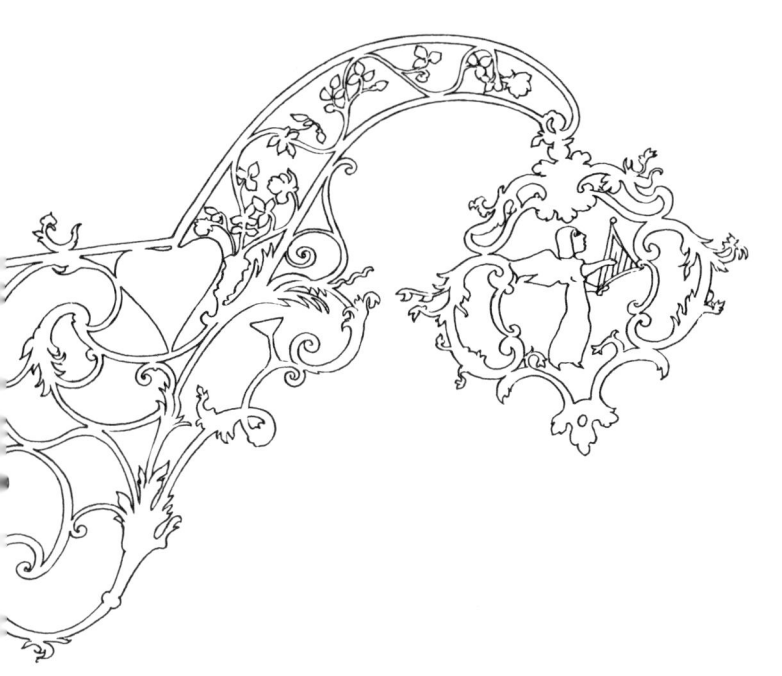

Hamburg und Schleswig-Holstein

HAMBURG

Anglo-German Club

2000 Hamburg 13, Harvestehuder Weg 44
Telefon (04 11) 44 45 30 und 45 41 56

Lage: an der Westseite der Außenalster
Anfahrt: von der Innenstadt über Bahnhof Dammtor,
   Mittelweg, ca. 8 Autominuten
Parken: eigener Parkplatz beim Haus
Geöffnet: täglich, außer an Sonn- und Feiertagen, von
   12–24 Uhr; samstags von 12–16 Uhr
Milieu: Haus mit englischer Club-Atmosphäre
Platz: für 150 Personen
Nebenräume: in der oberen Etage verschiedene Räume,
   auch für Nichtmitglieder
Leitung: Eberhard Pütter
Spezialitäten: hausgemachte Gänseleberpastete, Kräuter-
   heringsfilets; Lammrücken mit würziger Kräuterfül-
   lung, Fasan nach Art des Hauses, Planked Steak mit
   Sauce Béarnaise; regional: Hamburger Hummersuppe,
   Vierländer Gänsekeule Hamburger Art, Hamburger
   Stubenküken, Hamburger rote Grütze
Sonderangebote: eigene Schonkost- und Diätkarte
Weine: gute Auswahl aus allen Anbaugebieten Deutsch-
   lands und Frankreichs, besonders trockene Weine für
   Herren
Biere: deutsche, dänische, englische Biere, Diät-Bier
Getränkespezialitäten: Martini-Cocktails

Aus meinem Reise-Notizbuch
Das anglophile Hamburg hat – natürlich – seinen Her-
renclub nach englischem Muster. Mitglieder können Gäste mitbringen. Es gehört zum ungeschriebenen Ritual,
sich erst an der Bar bei Sherry oder Martini-Cocktail
mit dem Barkeeper zu unterhalten und die Tageskarte
zu studieren. Dann bestellt man, immer noch an der Bar.
Und dann kommt der Direktor mit seinem Platzvor-
schlag. Der Clou für den mitgebrachten Gast: er darf
nicht bezahlen, die Rechnung wird den Mitgliedern
monatlich zugeschickt. Damen erst nach 16 Uhr und
dann noch äußerst selten.

HAMBURG

Atlantic-Grill im Atlantic Hotel

2000 Hamburg 1, An der Alster 72—79
Telefon (04 11) 24 80 01; Fernschreiber: 02 163 297

Lage: an der Außenalster, vom Hauptbahnhof 5 Minuten zu Fuß
Anfahrt: über Kennedy-Brücke oder Hauptbahnhof
Parken: eigener Parkplatz; Garage
Geöffnet: täglich von 12—24 Uhr
Milieu: Grillrestaurant im Rahmen eines Hauses der Spitzenklasse
Platz: für 110 Personen
Nebenräume: zahlreiche Räume in allen Größen
Leitung: Karl Th. Walterspiel
Spezialitäten: Grillgerichte, z. B. Porterhouse Steak; Lammrücken, Seezungenfilets Murat, Rehrücken Grand Veneur; regional: Hamburger Aalsuppe, Hamburger Hummersuppe, Hamburger Stubenküken, frischer Steinbutt
Sonderangebote: Schonkostgerichte
Weine: reiche Auswahl an Spitzenweinen aus allen Anbaugebieten
Biere: Pilsner Urquell, Hamburger Biere vom Faß; Guinness Stout

Aus meinem Reise-Notizbuch
Die drei hauseigenen Restaurants sind alle zu empfehlen, je nach Ihrer Stimmung: Der Grill bietet gastronomisch die gediegenste Umgebung. Der Hausherr kümmert sich selbst sehr um die Küche. Das merkt man. In der »Brücke« sitze ich am liebsten zur Vesper mit Geschäftsfreunden. Sie sollten den Matjesvariationen Beachtung schenken. Gute Saison-Angebote der Küche, exzellente Weinkarte.

HAMBURG

Cöllns Austernstuben

2000 Hamburg 11, Brodschrangen 1–5
Telefon (04 11) 32 47 69 und 33 07 22

Lage: im Stadtzentrum, Nähe Rathaus
Parken: Parkhaus 40 m; öffentlicher Parkplatz 80 m
Geöffnet: täglich, außer an Sonn- und Feiertagen, von
   11–23 Uhr
Milieu: älteste Austernstuben Deutschlands, intimer Alt-
   Hamburger Stil
Platz: für 70 Personen
Leitung: Familie Brumm, G. Schreier
Spezialitäten: Austern, Hummer, Seezungen und Filet-
   steaks
Weine: gute Auswahl an deutschen und ausländischen
   Spitzenweinen, besonders weiße Burgunderweine in
   Originalabfüllung
Bier: König Pils

Aus meinem Reise-Notizbuch
Im ehemaligen Altstadtviertel, heute von Bank- und
Versicherungspalästen eingekreist. Kleinod unter den
Börsenrestaurants. Die Salons mit zwei oder drei Tischen
erlauben diskrete Gespräche. Der Kellner kommt nur,
wenn man auf die Klingel neben der Tischlampe drückt.
Berühmt sind die Hamburger Beefsteaks mit Zwiebel-
Bratkartoffeln, mit Panierbröseln vermischt. Die Rot-
weine nicht zu warm servieren lassen. Das ist ein Ham-
burger Fehler. (Nichts für ungut!)

HAMBURG

Weinrestaurant Jacob

2000 Hamburg 52, Elbchaussee 401
Telefon (04 11) 82 93 52

Anfahrt: von der Innenstadt über Altona, ca. 15 Auto-
   minuten
Parken: eigener Parkplatz beim Haus
Geöffnet: täglich von 9–24 Uhr

Milieu: Weinrestaurant mit Grillraum
Platz: für 350 Personen; im Sommer 160 Plätze auf der
Lindenterrasse
Leitung: Armin Gustav
Spezialitäten: Hummer, Kaviar, Austern; regional:
Hamburger Aalsuppe, Krebssuppe, Hamburger Stu-
benküken
Weine: gute Auswahl aus den großen Anbaugebieten;
offene Weine
Biere: Pilsner Urquell vom Faß; deutsche und dänische
Biere; Berliner Weiße, Diät-Bier

Aus meinem Reise-Notizbuch
Ein gepflegtes Haus an der Elbe, in der letzten Zeit
innen und außen weiter verschönt. Alte Möbel wechseln
mit moderner Innenausstattung. Es gibt Bären- und
Rehschinken, einige Gerichte sind auf Ausstellungen
preisgekrönt. So das gefüllte Kalbsmedaillon Robert
Diable und die Hammellende Sevilla.

HAMBURG

Jahreszeiten-Grill im Hotel Vier Jahreszeiten

2000 Hamburg 36, Neuer Jungfernstieg 9–14
Telefon (04 11) 3 49 41; Fernschreiber: 02 11 629

Lage: an der Binnenalster, Nähe Alsterpavillon, Gänse-
markt
Anfahrt: über Jungfernstieg oder Lombardsbrücke
Parken: Garage 80 m
Geöffnet: täglich von 12–15.30 und von 18–23 Uhr
Milieu: Grillrestaurant im Rahmen eines Hauses der
Spitzenklasse
Platz: für 100 Personen
Nebenräume: zahlreiche Räume in allen Größen
Küchenchef: Oscar Behrmann
Spezialitäten: Fischpie Hamburger Art, Lachs-Chop mit
Tomate und Steinpilzen glaciert, Belugastör vom
Grill; Seezungenrahmsuppe überbacken; mit Gänse-
leber gefülltes Stubenküken, T-Bone-Steak mit Rot-
weinbutter; Zitronen-Sorbet in der Frucht, Wiener

Näschereien, gebackene Eisbirne mit heißer Schokoladensauce; außerdem Nationalgerichte aller Länder
im Zweitagewechsel

Sonderangebote: Schonkostgerichte

Weine: große Auswahl an deutschen und ausländischen
Originalabfüllungen und Naturweinen

Biere: Hamburger, andere deutsche und dänische Biere

Getränkespezialitäten: Jahreszeiten-Spezial-Cocktail,
Keller-Cocktail

Aus meinem Reise-Notizbuch

Wenn einem Gutes widerfährt . . . dann leiste man sich
einen Besuch im Grill des Hotels »Vier Jahreszeiten«.
Wollte man die Atmosphäre des Raumes beschreiben,
müßte man unweigerlich ins Schwärmen geraten. Es
fällt schwer, sachlich zu bleiben. Jedoch einen Dank an
Küchendirektor Oscar Behrmann für seine gastronomischen Taten. Wer diesen Grill verläßt, der ist woanders
nicht mehr so leicht zu beeindrucken. Ich denke immer
wieder an ein Lammsattelstück mit frischem Spinat.
Eines der wenigen Häuser, in denen Sie getrost halbe
Portionen bestellen können. Sie werden genauso höflich
und rasch bedient wie der Nachbar mit vollen Portionen.
Zu rühmen ist die gut sortierte Weinkarte.

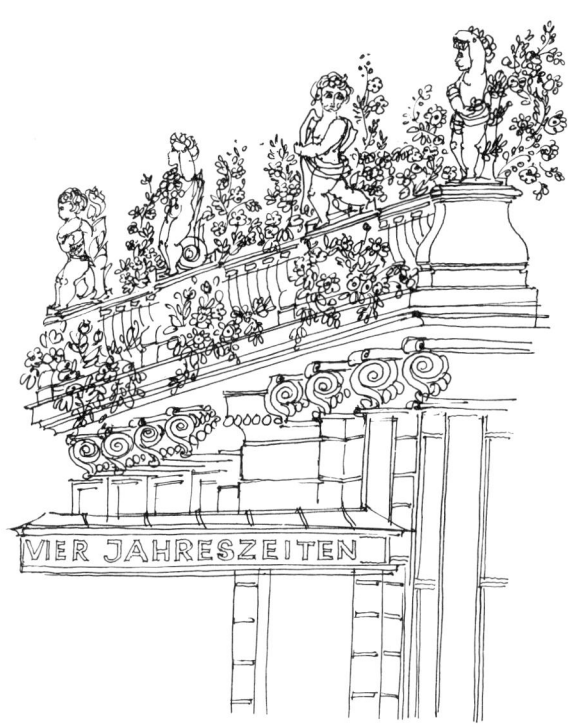

HAMBURG

Restaurant Kroepels
im Hotel Berlin

2000 Hamburg 26, Borgfelder Straße 1—9
Telefon (04 11) 2 50 43 51; Fernschreiber: 02 13 939

Lage: am Berliner Tor
Anfahrt: vom Hauptbahnhof (Steintorplatz) über Große
    Allee
Parken: eigener Parkplatz beim Haus; Garage
Geöffnet: täglich von 12—23 Uhr
Milieu: zeitlos-komfortabel eingerichtetes Spezialitäten-
    Restaurant
Platz: für 80 Personen
Leitung: Günther Raub, Klaus Blaschke
Spezialitäten: flambierte Gerichte, z. B. Pfeffersteak mit
    Whisky flambiert, Riesencrevetten in Butter gebraten
    mit Cognac flambiert, zartes Kalbsrückensteak mit
    Whisky flambiert; Spezialitäten aus dem Steak- und
    Salad-Corner; regional: Hamburger Krebssuppe, fri-
    scher Steinbutt auf Eichenholz im Ofen gebraten
Sonderangebote: Schonkostgerichte
Weine: gute Auswahl vor allem an Schweizer Weinen
Biere: Ratsherren-Pils vom Faß; Carlsberg, Guinness
    Stout, Diät-Pils
Getränkespezialitäten: Irish Coffee, Pink-Mink-Cocktail

Aus meinem Reise-Notizbuch
Die Entstehungsgeschichte dieses Hauses konnte ich aus
nächster Nähe in allen Phasen miterleben. Schließlich
stand ich bei der Eröffnung in den Zimmern zur Straße
hin und sah Lastwagen vorbeidonnern, aber ich hörte
nichts. Ein Wunder der Schallschlucktechnik! Später
stand ich in der Küche und sprach mit dem damaligen
Küchenchef Hase, bewunderte die große Hausmetzgerei
und aß dann viele Male mit Freunden im gepflegten
Restaurant. Neben anderen gastronomischen Leistungen
fand ich vor allem den fahrbaren Frühstückstisch revo-
lutionierend.

HAMBURG

Restaurant Peter Lembcke

2000 Hamburg 1, Holzdamm 49
Telefon (04 11) 24 32 90 und 24 51 30

Lage: im Stadtzentrum, Nähe Hauptbahnhof
Anfahrt: über Ernst-Merck-Straße, Ernst-Merck-Brücke
Parken: in den umliegenden Straßen
Geöffnet: täglich, außer an Sonn- und Feiertagen, von
12—23.30 Uhr
Milieu: gemütlich, intim
Platz: für 80 Personen
Leitung: Karl Krause
Spezialitäten: frischer Hummercocktail, Langusten-
cremesuppe, Matjeshering nach Art des Hauses;
Bouillabaisse; Filetspitzen mit grünen Pfefferkörnern
und Orangenrisotto; alle Arten von Steaks; regional:
Hamburger Aalsuppe, Labskaus mit Spiegeleiern,
Hausmannsgerichte nach Jahreszeit
Sonderangebote: Schonkostgerichte auf Bestellung
Weine: ausgewählte Sorten aus deutschen und französi-
schen Anbaugebieten
Biere: Pilsner Urquell, König Pils vom Faß

Aus meinem Reise-Notizbuch
Achten Sie nicht auf die prominenten Gesichter an den
Tischen, achten Sie auf den graumelierten Herrn hinter
dem Tresen, der die dicken Steaks aus der Küche mit
einigen Umdrehungen aus der Pfeffermühle verfeinert.
Und der — hat man Glück —, wenn die größte Schlacht
um den Gast vorbei ist, sich an den Tischen nach dem
Befinden erkundigt. Das ist im weißen Kittel Karl
Krause. Leider sind die Räume im Keller so beengt, daß
nur beste Freunde nach unten dürfen, um die riesigen
Vorräte an Bordeaux-Schloßabzügen und edelsten Bur-
gunder-Kreszenzen zu bewundern. Ich war dort mit
französischen Weinfachleuten, die versicherten, selbst in
Pariser Luxusrestaurants nicht eine so gute Auswahl zu
finden. Alle Welt spricht von Lembckes Steaks und Matjesfilets auf gebuttertem Graubrot. Probieren Sie aber
auch die vielen anderen Gerichte, die genauso gut sind.

HAMBURG

Weinrestaurant Cäsar Lindner (vormals Ehmke)

2000 Hamburg 36, Gänsemarkt 50
Telefon (04 11) 35 38 72

Lage: im Stadtzentrum, am Ende des Jungfernstiegs
Parken: in den umliegenden Straßen
Geöffnet: täglich, außer an Sonn- und Feiertagen, von
12–22 Uhr
Milieu: altmodisch, Hamburger Patrizieratmosphäre
Platz: für 55 Personen
Nebenräume: 5 Gesellschaftsräume mit insgesamt 50
Plätzen
Leitung: Walter Lindner
Spezialitäten: Austern, Hummer, Kaviar
Weine: eigener Weinkeller mit deutschen und ausländi-
schen Qualitätsweinen

Aus meinem Reise-Notizbuch
Dieses Restaurant habe ich immer mit einer gewissen
Rührung betreten. Warum eigentlich? Wegen der fra-
gilen Erscheinung der Lindners? Weniger wegen der
Tatsache, daß hier schon Bismarck aß. Die Gerichte sind
nicht sensationell, aber mit großer Sorgfalt zubereitet
und werden mit Liebe dargeboten.

HAMBURG

Mühlenkamper Fährhaus

2000 Hamburg 76, Hans-Henny-Jahnn-Weg 1
Telefon (04 11) 2 20 69 34 und 2 20 73 90

Lage: im Norden der Innenstadt, am Rande der Außen-
alster
Anfahrt: über Hauptbahnhof, Mundsburg, Winterhuder
Weg
Parken: eigener Parkplatz beim Haus
Geöffnet: täglich, außer an Sonn- und Feiertagen, von
11–24 Uhr

Milieu: hanseatisch anspruchsvolles Speiselokal
Platz: für 150 Personen
Nebenräume: für 4–30 Personen
Leitung: Familie Alwin Hillesheim
Spezialitäten: Hummer, Austern, Kaviar; geräuchertes
    Forellenfilet, Räucherlachs, frisch geräucherter Stör;
    Fisch- und Wildgerichte; regional: Ostsee-Aal in Dill-
    gelee, Aalsuppe, Labskaus, Hamburger Stubenküken,
    Eisbein, Schlachtplatte; rote Grütze
Sonderangebote: Schonkostgerichte auf Bestellung
Weine: gute Auswahl aus allen deutschen Anbaugebieten;
    Burgunder-, Bordeaux-, Rhône- und Loireweine,
    außerdem Weine aus Österreich, dem Elsaß, der
    Schweiz, Italien, Spanien, Rußland
Biere: Bill-Moravia, Porter, Ale

Aus meinem Reise-Notizbuch
Eines der vornehmsten Restaurants der Hansestadt. Aber
ohne Snob-Appeal, hamburgisch durch und durch. Die
Küche ist vorbildlich, sie liegt zwischen dem Typ Grand
Hotel und großbürgerlich-vornehm. Alle möglichen
Schranken zwischen dem Haus und Ihnen werden durch
die Herzlichkeit der Familie Hillesheim überbrückt. Von
den auf einer Silberplatte dargebotenen kalten Vorspeisen
habe ich nie genommen, obgleich sie von anderen immer
gelobt wurden. Dagegen fand ich die Spezialitäten der
warmen Küche und die rote Grütze faszinierend.

HAMBURG

Schifferhaus Blankenese

2000 Hamburg 55, Strandweg 20
Telefon (04 11) 86 03 85

Lage: am Elbufer in Blankenese
Anfahrt: von der Innenstadt über Altona und Elbchaus-
    see, ca. 15 Autominuten
Parken: in den umliegenden Straßen
Geöffnet: täglich, außer dienstags, von 18-24 Uhr; an
    den Wochenenden von 11–24 Uhr
Milieu: im Stil eines Seemannslokals, mit maritimen
    Dekorationen und Kuriositäten
Platz: für 80 Personen
Leitung: Harro Thöne

Spezialitäten: Muschelsuppe, Schildkrötensuppe, Hai-
fischflossensuppe; Hummer, Austern, Kaviar, Krabben,
Muscheln; hausgemachter Brathering, hausgemachter
Gabel-Rollmops, Aal in Gelee, geräuchertes Forellen-
filet, geräucherter Ostsee-Lachs; Karpfen blau, Schleie
blau, Thunfischsteak, Seezunge, Ewerscholle, Goldbutt
Weine: große Auswahl an Qualitätsweinen
Biere: Pils vom Faß; Budweiser, Tuborg
Getränkespezialität: Grog nach Seemannsart

Aus meinem Reise-Notizbuch
Das »Schifferhaus« liegt weitab vom normalen Verkehr,
unmittelbar am Elbestrand. Es macht keine laute
Reklame, und selbst geborene Hamburger können Sie
nach diesem Haus vergeblich fragen. Der Wirt ist die
Hauptsache. Er sieht aus wie ein Kapitän, spricht Platt-
deutsch und ist anfangs meistens brummig. Tatsächlich
ist er Kapitän an Land. Ein Herz von einem Mann. Und
er serviert Ihnen nicht nur erstklassig zubereitete Seefische, die man hier natürlich erwartet, sondern – welche
Überraschung – eine enorme Auswahl an Weinen. Man
sollte sich für dieses Haus einen gemütlichen Abend mit
Freunden reservieren.

HAMBURG

W. Schümanns Austernkeller

2000 Hamburg 36, Jungfernstieg 34
Telefon (04 11) 34 62 65

Lage: im Stadtzentrum, an der Binnenalster, vom Rat-
hausmarkt und vom Gänsemarkt wenige Minuten zu
Fuß
Parken: Parkplätze am Jungfernstieg; Parkhäuser in
2–300 m Entfernung
Geöffnet: täglich, außer an Sonn- und Feiertagen, von
12–15 und von 18–23 Uhr
Milieu: traditionsreiches Weinrestaurant mit kleinen
Räumen im alten Hamburger Stil
Platz: für 120 Personen insgesamt
Nebenräume: Separées für 2–12 Personen; größerer
Raum für 40 Personen
Leitung: Jenny und Jutta Schümann

Spezialitäten: Hummer, Austern, Kaviar in jeder Zube-
    reitung; regional: Hamburger Aalsuppe, Krebssuppe,
    Birnen-Bohnen-Speck, Grünkohlplatte, saure Linsen
    mit Kochwurst, Labskaus Matrosen Art, Hamburger
    rote Grütze, Rumtopf
Sonderangebote: Schonkostgerichte
Weine: Spitzenweine aus deutschen Anbaugebieten;
    Burgunder- und Bordeauxweine
Biere: regionale Biere, Porter, Ale

Aus meinem Reise-Notizbuch
Mutter und Tochter Schümann und Oberkellner Vechtel.
Ein Dreigespann von ungebrochener Vitalität. Auf der
marmornen Anrichte türmen sich am späten Nachmittag
die leeren Austernschalen. Ein junger Mann steht eigentlich immer dort und öffnet mit Serviette und Stahl die
dicken Meeresfreunde mit der rauhen Schale und dem
weichen Kern. Freund Vechtel bringt ungefragt seine
Mischung aus $^1/_3$ Porter und $^2/_3$ Jever Pils in einem riesigen Pokal. Er bringt unregelmäßige, mundgerechte
Brocken Holländer Käse, dessen Bruchstellen mir schon
das edle Reifealter anzeigen. Und er bringt das erste
Dutzend auf Eisplatte. Und dann das zweite, dritte . . .
Nachmittags müssen Sie hier in den offenen Separées
gegenüber dem Buffet sitzen. Die laute Stadt bleibt draußen. Hier stört Sie keiner. Hier können Sie kulinarisch
meditieren. Sie meinen, das sei Kitsch oder Schwulst?
Gehen Sie doch einmal hin!

HAMBURG

Restaurant Süllberg

2000 Hamburg 55, Süllbergstraße 2
Telefon (04 11) 86 16 86 und 86 18 00

Lage: in Blankenese auf dem Süllberg, 85 m oberhalb
    der Elbe
Anfahrt: von der Innenstadt über Altona, Elbchaussee,
    Blankeneser Landstraße, Richard-Dehmel-Straße,
    ca. 20 Autominuten
Parken: eigener Parkplatz beim Haus
Geöffnet: täglich von 12–23 Uhr
Milieu: anspruchsvolles Speise- und Ausflugs-Restaurant

Platz: für 600 Personen; im Sommer Terrassen-Café
Nebenräume: 9, für 6–350 Personen
Leitung: Wolfgang Schulte-Haubrock, Manfred Ull-
    mann
Spezialitäten: Fischgericht Blankenese mit Lachs, See-
    zunge, Steinbutt, Krabben, Spargel, Reis; Seezungen-
    filets Süllberg in Weißwein überbacken; Vierländer
    Ente mit Ananas und Kirschen
Sonderangebote: Schonkostgerichte auf Bestellung
Weine: deutsche Spitzenweine, französische Qualitäts-
    weine
Biere: Pilsner Urquell, Ratsherren-Pils, Tuborg

Aus meinem Reise-Notizbuch
Mitten aus dem alten Fischerdorf Blankenese, idealer
Wohnort für Individualisten und Snobs, erhebt sich der
Süllberg. Mir wurde beim ersten Einführungsunterricht
in die Hamburger Gesellschaft nur flüsternd vom Süllberg gesprochen. »Der ganze Berg gehört übrigens
Fritz Rohr.« Später lernte ich Herrn Rohr als bescheide-
nen und tüchtigen Mann kennen. Jetzt führen andere
das Süllberg-Restaurant. Zu bewundern ist die »Wind-
rose« im Haus. Man könnte sie auch als Bibliothek
bezeichnen, wenn mehr Bücher dort wären. Vorhanden
ist eine herrliche und nachahmenswerte Kombination
von Naturleder, Mahagoni und Messing. Das Essen ist
so gut, daß man nie enttäuscht vom Berg heruntersteigt.
Idealer Hochzeitsfestort. Im Sommer kann man auf den
weitläufigen Terrassen mit Elbblick sitzen.

KEITUM AUF SYLT

Landschaftliches Haus

2286 Keitum
Telefon (0 46 51) 2 28 40

Lage: am Ortsausgang, von Westerland 4 km
Parken: eigener Parkplatz am Haus
Geöffnet: täglich, außer montags, von 10–14 und von
    17–24 Uhr
Milieu: Spezialitäten-Restaurant im altfriesischen Stil
Platz: für 100 Personen
Nebenraum: großer Saal mit 160 Plätzen

Leitung: Andreas Gabriel
Spezialitäten: frischer Helgoländer Hummer aus eigener
    Hälterei; Seefischgerichte; Forellen und Karpfen aus
    eigener Hälterei; Wildente nach friesischer Art
Sonderangebote: Schonkost- und Diätgerichte, Kinder-
    teller
Weine: deutsche und französische Rot- und Weißweine
Biere: Pils vom Faß; regionale Biere
Getränkespezialitäten: Sylterwelle (Eiergrog), Pharisäer

Aus meinem Reise-Notizbuch
Wer Sylt kennt, liebt Keitum. Wer Keitum kennt, liebt
das »Landschaftliche Haus«. Ein Ortskundiger riet mir
zur Wildente. Alle Leute stürzen sich gleich auf Ente.
Aber das ist nicht die Hauptsache hier. Mir genügt es,
dort zu sitzen. Bei französischem Rotwein oder Eiergrog.

LÜBECK

Alte Kate Anno 1748

2401 Lübeck-Ivendorf, Hof Borndiek
Telefon (0 45 02) 31 46

Anfahrt: von Lübeck auf B 75 in Richtung Travemünde
Parken: eigener Parkplatz beim Haus
Geöffnet: täglich von 12–24 Uhr
Milieu: Landhaus-Stil und -Atmosphäre
Platz: für 100 Personen; im Sommer große Kaffeeterrasse
Leitung: Frauke Hofacker
Spezialitäten: Filetsteak Alte Kate, Froschkeulen fines
    herbes, Wildschweinkotelette Diana, Fasan Winzerin
    Art, Rehkeule St. Hubertus; regional: Matjesfilet nach
    Art des Hauses, Steinbutt in verschiedenen Zuberei-
    tungen, holsteinischer Katenschinken mit Heringstopf,
    Hamburger Stubenküken en Fine Champagne
Sonderangebote: Schonkostgerichte, Kinderteller
Weine: reiche Auswahl an Mosel- und Rheinweinen,
    fränkischen und badischen Weinen; eigener Import
    von Gumpoldskirchner Weinen; Spitzenweine aus der
    Schatzkammer des Grafen Bernadotte; Burgunder-
    Spitzenweine
Biere: Fürstenberg, Carlsberg
Getränkespezialität: Irish Coffee

Aus meinem Reise-Notizbuch
Ich kann mich noch gut an die Eröffnungsfeier in der
»Alten Kate« erinnern. Der Abend dämmerte, und in
dem kleinen Reetdachhaus wurden die Kerzen angezün-
det. Das schwere Tafelsilber, die wertvollen Ölbilder und
das Kristall reflektierten den Kerzenschein zu einem
traulichen Schimmer. Mir gegenüber saß eine der schön-
sten Frauen, denen ich je begegnet bin: die Inhaberin.
Das gastliche Haus hat seine Karriere gemacht. Nicht
immer still, denn oft lieh sich das Fernsehen die Kulisse
des historischen Anwesens.

NEUMÜNSTER

Hotel Wappenklause

2350 Neumünster, Gasstraße 11–12
Telefon (0 43 21) 4 50 71

Lage: im Stadtzentrum, Nähe Hauptbahnhof
Parken: Parkplatz beim Haus
Geöffnet: täglich von 6–1 Uhr nachts; samstags von
    18–1 Uhr
Milieu: rustikal-altertümliche Einrichtung
Platz: für 220 Personen
Nebenräume: Saal und mehrere Nebenzimmer
Leitung: Paul Lenz
Spezialitäten: besonders reichhaltige Speisekarte, inter-
    nationale Gerichte, z. B. orientalische und ostasiatische
    Spezialitäten; regional: Büsumer Krabbensuppe, Mat-
    jesfilet, Eckernförder Goldbuttfilet
Sonderangebote: Schonkost- und Diätgerichte
Weine: gute Auswahl an Qualitätsweinen aus Deutsch-
    land und Frankreich; offene Weine
Biere: Pilsner Urquell, Tucher, Holsten-Edel vom Faß;
    dänische und englische Flaschenbiere
Getränkespezialität: Rumgrog-Pharisäer

Aus meinem Reise-Notizbuch
Paul Lenz ist einer der kreativsten Gaststätteninhaber.
Er hat viele Ehrenämter und mehrere Betriebe. Alles
läuft wie am Schnürchen. Seine Liebe gilt den schleswig-
holsteinischen Heimatgerichten, die gepflegt und manch-
mal aus alten Schriften zum Leben erweckt werden. Sie
können hier lange und gemütlich schmausen.

TRAVEMÜNDE

Casino-Restaurants

2400 Travemünde 1, Kaiserallee 2
Telefon (0 45 02) 40 11

Lage: an der Strandpromenade
Parken: eigener Parkplatz beim Haus
Geöffnet: täglich von 12–24 Uhr
Milieu: Speiserestaurants mit internationaler Casino-
Atmosphäre
Platz: für 350 Personen; im Sommer 800 Plätze im
Kaffeegarten
Leitung: Dr. Heinz Lommerzheim, Werner G. Lang
Spezialitäten: vom Rind; Wild- und Geflügelgerichte;
regional: Travemünder Scholle, frischer Ostseelachs,
Holsteiner Gerichte
Sonderangebote: Schonkostgerichte
Weine: reiche Auswahl an Qualitäts- und Spitzenweinen
Biere: Fürstenberg, Spaten vom Faß; deutsche und däni-
sche Flaschenbiere

Aus meinem Reise-Notizbuch
Restaurants in Spielcasinos gehören meistens zur Spitzenklasse. Fasziniert bin ich hier immer vom lautlosen,
exakten Service. Die Gerichte der Landschaft oder Fische
spielen, trotz der Meeresnähe, keine besondere Rolle.

WESTERLAND AUF SYLT

Hotel-Restaurant
Stadt Hamburg

2280 Westerland/Sylt, Strandstraße 2
Telefon (0 46 51) 70 58

Anfahrt: von Niebüll, Autoverladung über den Hinden-
burgdamm
Parken: großer öffentlicher Parkplatz in der Nähe
Geöffnet: täglich von 6–1 Uhr nachts
Milieu: anspruchsvoll, komfortabel, teils altfriesisch, teils
antik
Platz: für 200 Personen

Leitung: Hans Hentzschel

Spezialitäten: Kalbssattel mit Champignonmus über-
backen; Fischspezialitäten, z. B. Seezungenfilets Wa-
lewska, Fischragout mit Krabben und Käse überbacken,
Steinbutt aus dem Sud und vom Grill, Lachs aus dem
Sud und vom Rost; regional: Flensburger Aal grün,
Labskaus, Fischsuppe, Hummersuppe

Weine: Qualitäts- und Spitzenweine bekannter Lagen

Biere: Pilsner Urquell, Fürstenberg Pils vom Faß;
Dortmunder, Hannen Alt, Pale Ale, Porter

Getränkespezialitäten: Eiergrog, Sylter Feuer, Irish
Coffee

Aus meinem Reise-Notizbuch

Den Besuch in diesem Haus werden Sie nicht vergessen.
Allein das Interieur ist die Reise wert. Man bekommt
nur bei langer Voranmeldung ein Zimmer. Die Küche
bevorzugt Fisch- und Krustentiergerichte, meistens auf
eine hauseigene Art variiert. Der Hotelier kümmert sich
selbst um das Wohlergehen der Gäste.

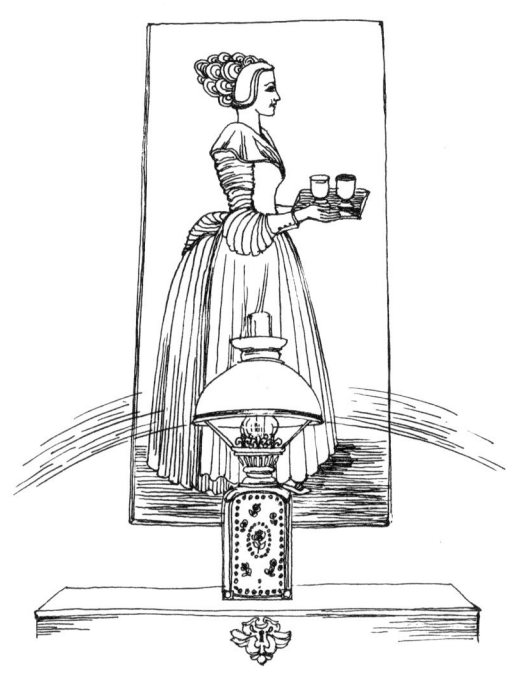

Weitere empfehlenswerte Lokale zum Ausprobieren

AUMÜHLE bei Hamburg

Fürst-Bismarck-Mühle
Tel. (0 41 04) 20 55

ECKERNFÖRDE

Ratskeller
Rathausmarkt, Tel. (0 43 51) 24 12

GEESTHACHT-TESPERHUDE bei Hamburg

Landhaus Tesperhude
Tel. (0 41 52) 26 95

HAMBURG

Blockhouse
Dorotheenstraße 57 (Winterhude), Tel. 27 78 46

Brahmskeller
Ludolfstraße 43, Tel. 47 87 17; Alt-Hamburger Weinstube

Finkenwärder Hof
Auedeich 61 (Finkenwärder), Tel. 7 42 81 37; plattdeutsche Speisekarte

Fischereihafen-Restaurant
Große Elbstraße 143 (Altona), Tel. 38 34 43; Fischgerichte

Restaurant Heitmanns Höh
Bremer Str. 280 (Harburg), Tel. 7 60 32 23

Kongetsu
Gurlitterstraße 5, Tel. 24 91 18

Kon-Tiki-Grill im Hotel Norge
Schäferkampsallee 49, Tel. 44 17 21;
norwegische Spezialitäten

Luzerner Fondue-Stübli
Wandsbeker Chaussee 103 Tel. 20 53 16

Michelsen
Große Bleichen 10, Tel. 34 09 71; Grill-Bar, Kaltes
Buffet

Randel Waldhof
Poppenbüttler Landstraße 1 (Wellingsbüttel),
Tel. 6 02 47 66

Rittscher
Elbchaussee 221 (Othmarschen), Tel. 8 80 31 78

Tunhuang
Colonnaden 15, Tel. 34 53 63; chinesisches Restaurant

KIEL

Hotel-Restaurant Gonsior
Kirchhofallee 11, Tel. 6 20 29

Restaurant im Schloß
Wall 80, Tel. 5 17 27

Hotel-Restaurant Seestern
Molfsee (an der B 4), Tel. (0 43 47) 33 25

LÜBECK

Schabbelhaus
Mengstraße 48/50, Tel. 7 20 11

Haus der Schiffergesellschaft
Breite Straße 2, Tel. 7 67 76

LÜTJENBURG

Hotel-Restaurant Brüchmann
Am Marktplatz, Tel. (0 43 81) 70 01

LÜTJENSEE bei Hamburg

Fischerklause
Am Lütjensee, Tel. (0 41 54) 71 56

Seehof
Am Lütjensee, Tel. (0 41 54) 71 00

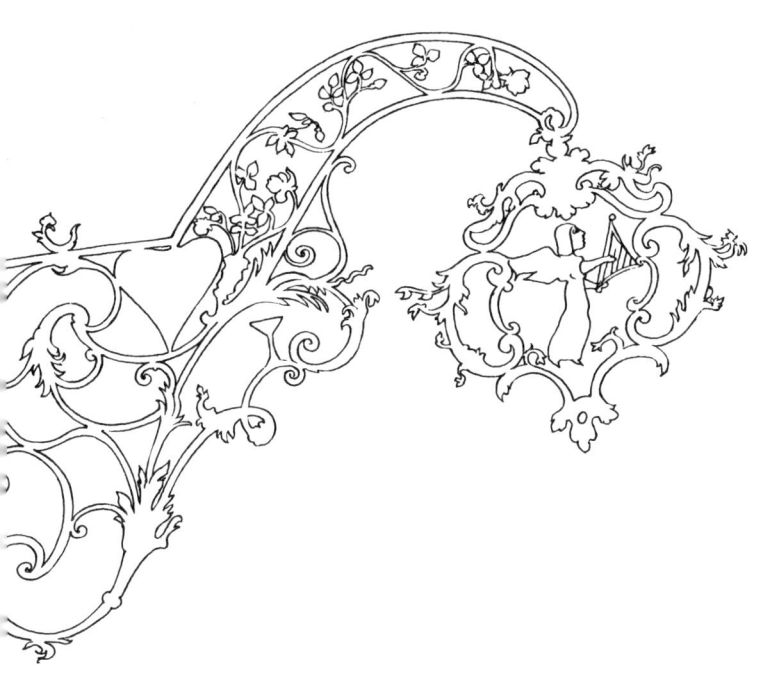

Bremen und Nieder-sachsen

BEINHORN BEI HANNOVER

Hotel-Restaurant Moormühle

3161 Beinhorn, Post Schillerslage
Telefon (o 51 36) 52 17

Anfahrt: von Hannover auf B 3 in Richtung Celle,
   21 km; Autobahn Frankfurt–Hamburg, Ausfahrt
   Hannover-Kirchhorst, in Richtung Celle, 6 km
Parken: eigener Parkplatz beim Haus
Geöffnet: täglich von 14–24 Uhr
Milieu: komfortabel modernisiert, in ländlicher Um-
   gebung
Platz: für 200 Personen; im Sommer 40 Plätze im
   Kaffeegarten
Nebenräume: 2, für je 25 Personen
Leitung: Theodor Vollmer
Spezialitäten: Hummer, Forellen, Karpfen aus eigener
   Hälterung; Wildgerichte; Burgdorfer Spargel mit
   Landschinken
Sonderangebote: Kinderteller
Weine: gute Auswahl aus den großen Anbaugebieten
Bier: Pilsner Urquell vom Faß

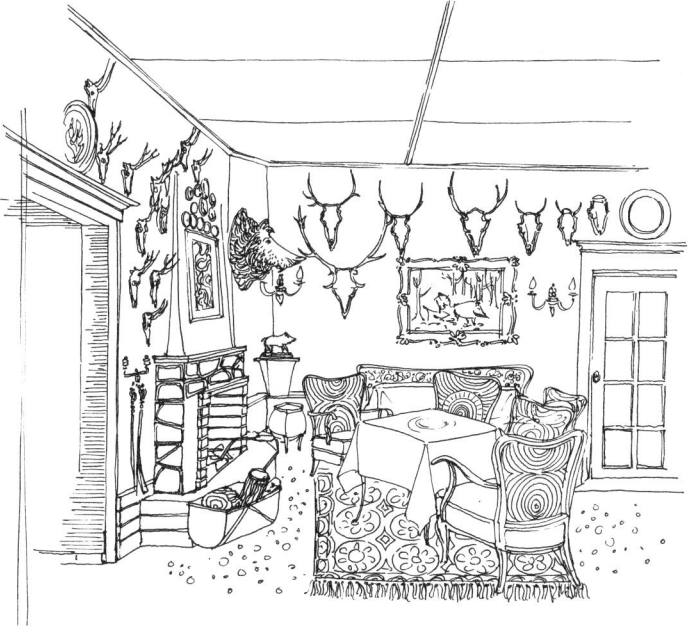

Aus meinem Reise-Notizbuch
Fast jeden Sonntag fuhren meine Eltern früher mit mir
dorthin. Während der Spargelzeit hat die »Moormühle«
eine Staffette von gerade gestochenen und vor Ort
geschälten Stangen vom Beet zum Kochtopf. Dazu nie-
dersächsischer Landschinken. Und im Herbst liefern die
Jäger hier ihre Fasanen und Hasen ab.

BRAUNLAGE (HARZ)

Hotel zur Tanne

3389 Braunlage, Herzog-Wilhelm-Straße 8
Telefon (0 55 20) 5 02

Lage: in der Ortsmitte, am Eingang zum Kurpark
Anfahrt: Autobahn Hannover – Kassel, Ausfahrt Göt-
    tingen, auf B 27 über Herzberg, 57 km; Ausfahrt
    Seesen, auf B 243 über Herzberg, 49 km
Parken: eigener Parkplatz beim Haus
Geöffnet: täglich von 11.30–14.30 und von 18–21.30
    Uhr (warme Küche)
Milieu: gutbürgerliche Atmosphäre; Weinrestaurant im
    Barockstil, Grillrestaurant, altdeutsche Bierstube
Platz: für 170 Personen
Leitung: Helmut und Bärbel Herbst
Spezialitäten: Hummer aus eigenem Meerwasserbassin;
    Lammrücken nach Art des Hauses, glasierte Schweins-
    haxe; regional: frischer Steinhuder Aal mit Dillsauce,
    Harzer Käse mit Gänseschmalz
Sonderangebote: Schonkostgerichte, Kinderteller
Weine: gute Auswahl an deutschen und französischen
    Spitzenweinen
Biere: Pilsner Urquell, dunkles Bier vom Faß

Aus meinem Reise-Notizbuch
Als Junge bin ich mit den Eltern oft im Harz gewandert.
Die »Tanne« war fast immer unser Einkehrort. Es
gibt in den bekannten Harzorten viele gute Hotels, aber
für Feinschmecker ist die »Tanne« ein Höhepunkt. Heute
fährt man mit dem Auto vor. Gehen Sie nach dem Essen
einige Schritte durch das idyllische Braunlage.

Restaurant im Atrium Hotel

3300 Braunschweig, Berliner Platz 3
Telefon (05 31) 7 30 01; Fernschreiber: 09 52 576

Lage: Gegenüber dem Hauptbahnhof, Nähe Stadthalle
Parken: Tiefgarage im Haus
Geöffnet: täglich von 12–15 und von 18–24 Uhr
Milieu: französisches Restaurant, anspruchsvoll, moderne
   Einrichtung
Platz: für 120 Personen; im Sommer 60 weitere Plätze
   im Atrium
Nebenräume: für 20–300 Personen
Leitung: Sepp und Elisabeth Voglar
Spezialitäten: französische Küche; Krebse, Hummer,
   Kalte Buffets; Filet Cordon Rouge; im Sommer Steaks
   vom Holzkohlengrill im Atrium; regional: Braun-
   schweiger Bauernbuffet; eigene Konditorei
Weine: große Auswahl an Spitzenweinen, insbesondere
   französischen Originalabfüllungen
Biere: Löwenbräu, Feldschlößchen vom Faß; Pilsner
   Urquell, Guinness Stout, Tuborg

Aus meinem Reise-Notizbuch
Ein modernes Haus, das allerdings schon einige Besitzer-
wechsel erleiden mußte. Die Küche empfand ich immer
als eine Wohltat nach längerer Autofahrt durch kulinarisch unergiebiges Umland. Am besten sind die
traditionellen Gerichte. Gute Weinauswahl.

Flett und Robinson im Haus St. Petrus

2800 Bremen, Böttcherstraße 3–5
Telefon (04 21) 32 09 95

Lage: im Stadtzentrum, Nähe Marktplatz, Dom, Rathaus
Parken: eigener Parkplatz beim Haus; in den umliegenden Straßen

Geöffnet: täglich, außer sonntags, von 10–1 Uhr nachts
Milieu: komfortables niederdeutsches Restaurant
Platz: je 120 Plätze
Nebenräume: für 20–200 Personen
Leitung: Böttcherstraße GmbH
Spezialitäten: Fisch- und Wildgerichte; regional: Bremer
    Aalsuppe, hausgebeizter Räucherlachs, Kükenragout
Sonderangebote: Schonkostgerichte, Kinderteller
Weine: gute Auswahl an deutschen und französischen
    Qualitätsweinen; Wein-Spezialitäten verschiedener
    europäischer Länder
Biere: Pilsner Urquell, Haake-Beck-Pils, Bräuwastl vom
    Faß; Tuborg, Guinness Stout

Aus meinem Reise-Notizbuch
In Bremens berühmter Böttcherstraße gelegen, etwas für
Eingeweihte. Zu den Mahlzeiten sehr gut besucht. Gemütliche, versierte Ober, mit denen man vertraut sprechen kann. »Flett« und »Robinson« hängen zusammen,
sind eigentlich ein Restaurant mit interessanten Ab-
teilungen und sympathischen Nischen. Ausgezeichnete
Gerichte im norddeutschen Genre.

BREMEN

Restaurant Park-Hotel

2800 Bremen 1, Im Bürgerpark
Telefon (04 21) 34 00 31; Fernschreiber: 02 44 343

Lage: im Bürgerpark, Nähe Stadthalle
Anfahrt: von der Innenstadt über Hauptbahnhof, Deet-
    jen-Allee, Stadthalle
Parken: eigener Parkplatz beim Haus; Tiefgarage
Geöffnet: täglich von 12–24 Uhr
Milieu: Restaurant im Rahmen eines Hauses der Spit-
    zenklasse
Platz: für 150 Personen; im Sommer Terrasse
Nebenräume: zahlreiche Räume in allen Größen
Leitung: Günther Lehmann
Spezialitäten: Nordsee-Steinbuttfilet, auf Eichenholz
    gebraten; gespicktes Rehmedaillon, mit Kronsbeeren-
    butter überbacken; regional: Bremer Kükenragout
Sonderangebote: Schonkostgerichte

Weine: reiche Auswahl aus allen deutschen Anbauge-
bieten; Burgunder- und Bordeauxweine
Biere: Pilsner Urquell, Bremer und Münchner Biere,
Tuborg, Guinness Stout, Diät-Pils

Aus meinem Reise-Notizbuch
Das Restaurant scheint auf den ersten Blick etwas unter-
kühlt – atmosphärisch, nicht klimatisch! In Wirklichkeit
widerspricht das Park-Hotel dem bremischen Odium.
Zum letzten Mal war ich dort nach der historischen
Mahlzeit »Eiswette«. Die bremische Küche ist nicht nur
gut, sondern auch ideenreich. Und die Auswahl an roten
Burgundern und Bordeaux sollten Sie mit Aufmerksamkeit studieren. Ein weiser Weingutsbesitzer aus
Bordeaux sagte mir einmal auf einer gemeinsamen Reise
nach Bremen: »Das können wir nicht. Die Reife unserer
eigenen Weine ist in Bremen so vollendet, daß ich am
liebsten alle meine Weine nach hier senden würde. Das
Klima ist das Geheimnis der hanseatischen Rotwein-
importeure.«

BREMEN

Schnoor 2 mit Hochzeitshaus

2800 Bremen, Schnoor 2
Telefon (04 21) 32 12 18

Lage: im Stadtzentrum, Nähe Marktplatz, Dom, Rathaus
Parken: in den umliegenden Straßen
Geöffnet: täglich von 12–24 Uhr
Milieu: Alt-Bremer Gastwirtschaft auf 3 Etagen, alte
Feuerstellen
Platz: für 100 Personen
Nebenraum: im Hochzeitshaus Festsaal für 30 Personen
Leitung: Wolfgang Fritz, Erwin Arkuszewski
Spezialitäten: Spanferkelrücken mit Ananasweinkraut,
Westminsterplatte, Hummer und Forellen aus eigener
Hälterung; regional: Bremer Kükenragout
Sonderangebote: Schonkost- und Diätgerichte
Weine: reiche Auswahl an offenen und Spitzenweinen
Biere: Haake-Beck-Pils, Schnoor-Bräu, Guinness Stout,
Weizenbier

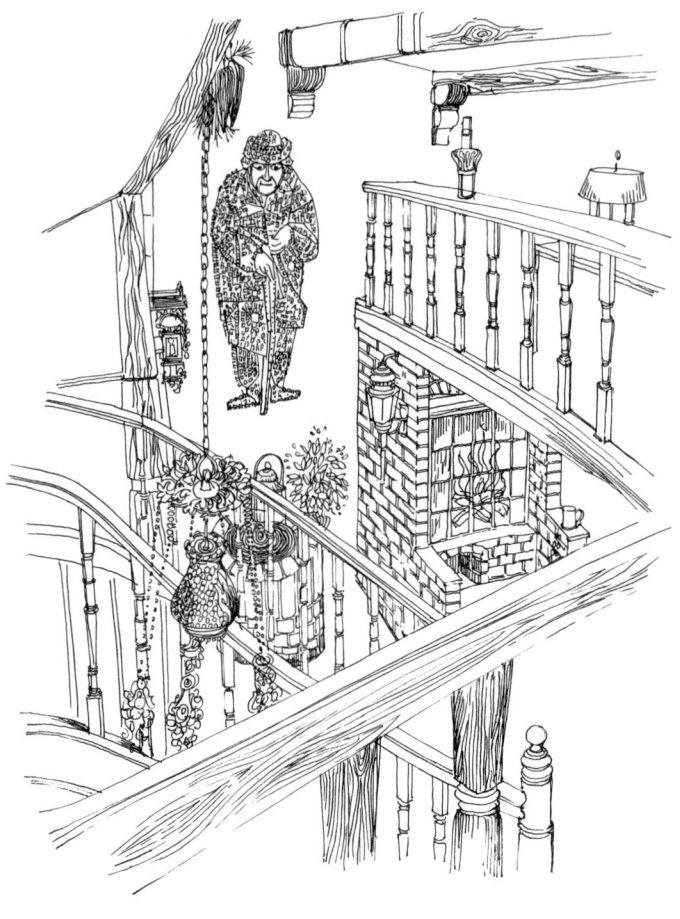

Aus meinem Reise-Notizbuch
Das Ganze fing mit einer Idee an. Anstatt die Bremer
Altstadt einem Abbruchunternehmen zu übergeben,
wurden die zum Teil tatsächlich hinfälligen Fachwerk-
häuser des 15. und 16. Jahrhunderts innen ausgeräumt
und Künstlern übergeben. Die einen waren Gold-
schmiede, die anderen Maler. Ein anderer war Wolfgang
Fritz. Er ließ sich einige der ältesten Altstadthäuschen
übergeben. Der Gedanke, daraus kultivierte hanseatische
Feinschmeckerstätten zu machen, schlug ein. Inzwischen
sind andere Häuser dazugekommen. Benachbart ist das
historische »Hochzeitshaus« im gleichen Stil. In Bremen
sollte man heiraten!

HANNOVER

Georgenhof

3000 Hannover 1, Herrenhäuser Kirchweg 20
Telefon (05 11) 71 22 44

Lage: in Herrenhausen, Nähe Herrenhäuser Königs-
gärten
Anfahrt: vom Stadtzentrum über Nienburger Straße und
Alleestraße, ca. 8 Autominuten; Autobahn Berlin–
Köln, Ausfahrt Hannover-Herrenhausen, 5 km
Parken: eigener Parkplatz beim Haus
Geöffnet: täglich von 12–24 Uhr (warme Küche)
Milieu: Feinschmecker-Restaurant im Landhausstil
Platz: für 120 Personen; im Sommer große Terrasse und
Gartencafé
Leitung: Gerhard J. Oehlmann
Spezialitäten: hausgebeizter Nordlandlachs, Schalen- und
Krustentiere in vielfältiger Zubereitung, Bachforelle
»nach Art der Wilddiebe« gebacken und serviert auf

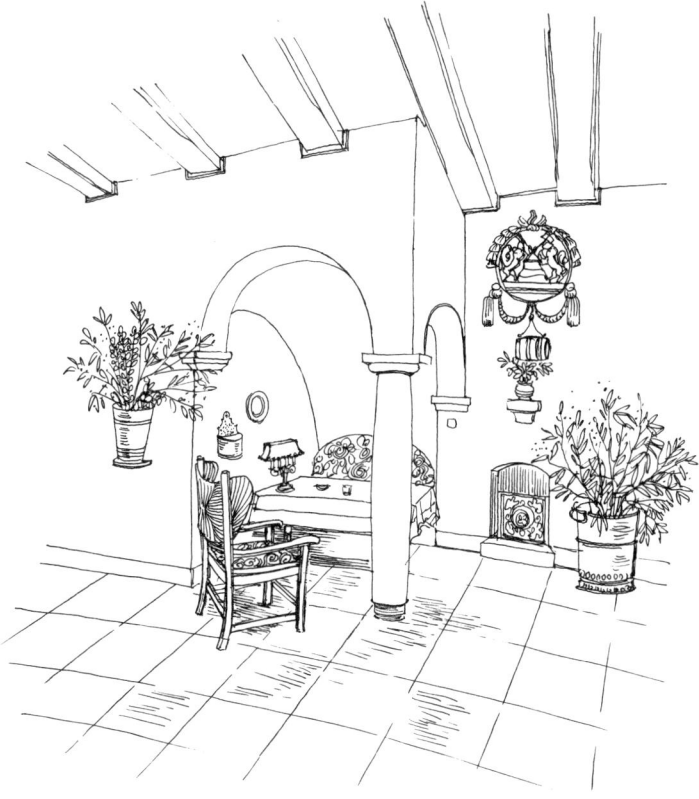

heißem Stein; Lendenschnitte grand fine in Calvados-
Gänseleberrahm; internationale Spezialitäten, z. B.
große Javanische Reistafel (auf Vorbestellung);
regional: Steinhuder Aal in Dill-Kräuter-Sauce, Han-
noversches Zungenragout
Sonderangebote: Schonkostgerichte, Kinderteller
Weine: große Weinkarte mit 180 naturreinen Sorten;
große Schatzkammerkarte mit 120 Spitzenweinen aus
allen deutschen und französischen Anbaugebieten
Biere: Pilsner Urquell, Herrenhäuser vom Faß

Aus meinem Reise-Notizbuch
In diesem Hause war ich etwa 12 Jahre nach dem Krieg,
als die ersten Pläne entstanden, die hochherrschaftliche
Parkvilla in ein Hotel zu verwandeln. Inzwischen ist der
Georgenhof ein fester Bestandteil der niedersächsischen
Gastronomie geworden. Neben der Küche ist besonders
die außerordentlich reichhaltige Weinkarte zu beachten,
die vom Hausherrn mit Sachverstand zusammengestellt
wird. Er ist Mitglied vieler Weinbruderschaften.

HANNOVER

Prinz Taverne
im Inter-Continental

3000 Hannover, Friedrichswall 11
Telefon (05 11) 1 69 11
Fernschreiber: 923 656 ihcha d

Lage: im Stadtzentrum, gegenüber dem Rathaus
Parken: Tiefgarage
Geöffnet: täglich von 12–15 und von 18–24 Uhr
Milieu: Grillrestaurant im Rahmen eines Hauses der
Spitzenklasse
Platz: für 120 Personen
Nebenräume: mehrere, in allen Größen
Leitung: Luigi Caielli
Spezialitäten: Hummerkrabben am Spieß, Steinbutt
auf Eichenholz, Seezunge Bellevue; Gerichte vom
Holzkohlengrill, Sirloin- und T-Bone-Steaks, Flam-
bées am Tisch zubereitet; wechselnde Spezialangebote,
z. B. Wiener Woche, Fischwoche, Wildwoche, Spargel-
woche; regional: Bückeburger Fürstenteller

Sonderangebote: Schonkost- und Diätgerichte, Kinder-
teller
Weine: Originalabfüllungen deutscher Qualitäts- und
Spitzenweine; Burgunder- und Bordeauxweine
Biere: Pilsner Urquell vom Faß; örtliche, Dortmunder,
Münchner, Bremer und dänische Flaschenbiere

Aus meinem Reise-Notizbuch
Diese Taverne ist der behaglichste Ort im großen moder-
nen Haus. Die Speisekarte gibt für den Gast wenig her.
Fragen Sie den Kellner nach den Tagesspezialitäten.
Erst diese werden Ihnen den gewünschten Genuß berei-
ten. Man muß hier die Qualität herausfordern.

HANNOVER

Gastwirtschaft Fritz Wichmann

3000 Hannover-Döhren, Hildesheimer Straße 230
Telefon (05 11) 83 16 71

Lage: im südöstlichen Stadtteil Döhren
Anfahrt: von der Innenstadt über Aegidientorplatz in die
Hildesheimer Straße, ca. 8 Autominuten
Parken: eigener Parkplatz im Innenhof
Geöffnet: täglich, außer an Sonn- und Feiertagen, von
12—15 und von 18—24 Uhr
Milieu: Landhaus-Atmosphäre, sympathisch und stilvoll
Platz: für 200 Personen; im Sommer 60 weitere Plätze
im Innengarten
Nebenräume: Clubzimmer, Gute Stube, Delfter Zimmer,
Hochzeitszimmer, Bauernstube, Wintergarten, Cabinet
Leitung: Gastwirt Fritz Wichmann und Frau
Spezialitäten: Seezungenfilets in verschiedenen Zuberei-
tungen; Kalbsgeschnetzeltes nach Lottis Art, Rump-
steak am Knochen
Weine: gute Auswahl an deutschen Weinen aus allen
Anbaugebieten; Burgunder- und Bordeauxweine;
offene Weine
Bier: Pilsner Urquell vom Faß

Aus meinem Reise-Notizbuch
Eingeweihte wissen schon lange, daß es sich lohnt, hier

heraus zu fahren. Ihnen gefällt vor allem auch das
Understatement, das die Wichmanns pflegen. Sie nennen
sich schlicht »Gastwirte« und führen eine »Gastwirtschaft«. Aber eine, die sich sehen lassen kann! Meistens
steht ja die hochtrabende Terminologie im umgekehrten
Verhältnis zu den Leistungen der Küche. Hier blieb die
Gastronomie stets gediegen. Man vermied falschen Zun-
genschlag und unangemessenen Höhenflug. Von wirk-
lichen Kennern wird das honoriert. Etwas für den Abend,
auch allein.

HILDESHEIM

Restaurant Arnold
im Hotel Rose

3200 Hildesheim, Markt 7
Telefon (0 51 21) 79 55; Fernschreiber: 9 27 126

Lage: im Stadtzentrum, gegenüber dem Rathaus
Parken: Parkplatz neben dem Hotel; Tiefgarage
Geöffnet: täglich von 11–24 Uhr
Milieu: modernes Haus mit Grillrestaurant und Wein-
    stube
Platz: für 250 Personen
Nebenräume: für 150 Personen
Leitung: H. V. Hansen
Spezialitäten: hausgebeizter Nordlandlachs, Forelle in
    Frankenwein; Schweinefilet Hans Arnold, Kalbsrük-
    kensteak Alt-Frankfurt; Wild- und Fischgerichte,
    darunter Seezungenfilets in allen Variationen; regio-
    nal: Braunkohl mit Brägenwurst, Harzer Käse
Sonderangebote: Diät- und Schonkostgerichte auf Be-
    stellung, Kinderteller
Weine: eigene Abfüllung, vor allem von Burgunder- und
    Bordeauxweinen; große Weine zu besonderem Anlaß:
    Wehlener Sonnenuhr, Beerenauslese; Maximin Grün-
    häuser Herrenberg, Trockenbeerenauslese; 1946er
    Wachenheimer Gerümpel Riesling, Trockenbeeren-
    auslese
Biere: Pilsner Urquell, Rammelsberger Pils vom Faß;
    deutsche, englische, dänische Flaschenbiere, außerdem
    Diät-Bier

Aus meinem Reise-Notizbuch
Der tausendjährige Rosenstock des alten Bistums Hildesheim wächst gegenüber. An die Eröffnung der »Rose« kann ich mich noch deutlich erinnern. Hausherr Hans Arnold, einer der ganz Großen unter den Luxusrestaurateuren, kredenzte, wie immer, phantastische Weine und das Rumpsteak Café de Paris. Damals völlig neu aus Paris importiert, heute in unterschiedlicher Qualität schon hier und da. Hans Arnold strebte immer das Besondere an. Nicht alle Gäste dankten ihm das.

LÜNEBURG

Wellenkamps Hotel-Restaurant

3140 Lüneburg, Am Sande 9
Telefon (0 41 31) 4 30 26

Lage: im Stadtzentrum, Nähe Johanniskirche
Parken: Parkplatz vor dem Haus; Parkhaus 150 m
Geöffnet: täglich, außer montags, von 6–1 Uhr nachts
Milieu: gutbürgerlich
Platz: für 85 Personen
Nebenräume: Saal mit 150 Plätzen, Biedermeierzimmer mit 35 Plätzen
Leitung: Rehbehn KG
Spezialitäten: Seefische direkt vom Kutter, z. B. Schollenfilet, Seezunge, Steinbutt; Wildgerichte; regional: Heidschnuckenbraten
Sonderangebote: Schonkost- und Diätgerichte
Weine: große Auswahl an deutschen und ausländischen Qualitätsweinen; offene Weine
Biere: Pilsner Urquell, König Pils, Moravia, Salvator vom Faß
Getränkespezialitäten: Aalborg-Aquavit, Heidmärker

Aus meinem Reise-Notizbuch
In der richtigen Saison »müssen« Sie hier Heidschnuckenbraten essen. Im Herbst am besten mit speckgebratenem Rosenkohl und Zwiebelbratkartoffeln. Man kann auch ganz gut Fischgerichte bestellen. Das Haus treibt keinen Einrichtungs- und Dekoraufwand, ist aber wegen seines guten Service zu loben.

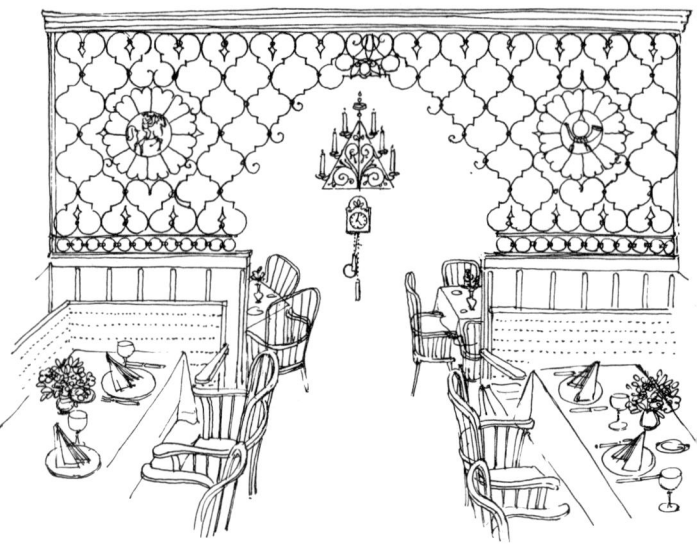

NORTHEIM

Hotel-Restaurant Sonne

3410 Northeim, Breite Straße 59
Telefon (0 55 51) 86 86

Lage: im Stadtzentrum
Anfahrt: Autobahn Hannover–Kassel, Ausfahrt Nort-
    heim-Nord, 4 km, und Northeim-West, 5 km
Parken: auf dem Hof; in den Straßen der Umgebung
Geöffnet: von 7–1 Uhr nachts
Milieu: freundlich modernisiertes Hotel-Restaurant mit
    alter Poststube
Platz: für 130 Personen
Nebenräume: für 10–150 Personen
Leitung: Otto Müller
Spezialitäten: Harzer Bachforellen in vielen Zubereitun-
    gen, verschiedene Karpfengerichte, Aal aus dem
    Bassin; Wildspezialitäten
Sonderangebote: Schonkost- und Diätgerichte auf Be-
    stellung, Kinderteller
Weine: gute Auswahl an Qualitäts- und Spitzenweinen;
    offene Weine
Biere: Pilsner Urquell vom Faß; regionale und Münch-
    ner Flaschenbiere, Diät-Bier

Aus meinem Reise-Notizbuch
Heinrich Heine machte auf seiner Harzreise hier Station
und vermerkte das Haus lobend. Für dieses Gebiet ist die
»Sonne« kulinarischer Mittelpunkt. Im Herbst sollten
Sie auf jeden Fall dort Fasan essen.

OSNABRÜCK

Aldermann

4500 Osnabrück, Johannisstraße 92–93
Telefon (05 41) 2 74 05

Lage: im Stadtzentrum, Nähe Neumarkt
Parken: eigener Parkplatz beim Haus
Geöffnet: täglich von 12–14 und von 18–1 Uhr; sonn-
   abends von 18–1 Uhr
Milieu: Weinrestaurant im altdeutschen Stil
Platz: für 110 Personen
Leitung: Heinz Georg Hoberg; Küche: Michael
   Albrecht
Spezialitäten: internationale Gerichte aus vielen Län-
   dern; zahlreiche Flambées; regional: dicke Bohnen mit
   Mettwurst und Salzkartoffeln
Sonderangebote: Schonkostgerichte auf Bestellung
Weine: eigene Weinkellerei; außerdem über 500 Sorten
   aus fast allen deutschen und ausländischen Anbau-
   gebieten
Biere: Weihenstephaner, Bitburger vom Faß; Diät-Pils

Aus meinem Reise-Notizbuch
Ein Aldermann ist, so liest man es an den Wänden, ein
westfälischer Stadthauptmann. Oder so ähnlich. Ein
Vertrauensmann der Bürger. Heinz Georg Hobergs
Weinhaus wurde im 17. Jahrhundert gegründet. Der
gastliche »Aldermann« liegt im Parterre. Helle Räume
mit historischen Dokumenten an den Wänden.

OSNABRÜCK

Deele mit Kutscherstube

4500 Osnabrück, Hasestraße 26
Telefon (05 41) 2 37 83 und 2 42 08

Lage: im Stadtzentrum, Nähe Dom
Anfahrt: über Hase-Tor-Wall oder Karlsring
Parken: in den umliegenden Straßen; Parkplatz beim
    Dom
Geöffnet: täglich, außer dienstags, von 11−14.30 und
    von 17.30−24 Uhr
Milieu: modern eingerichtete Räume in altem Patrizier-
    haus

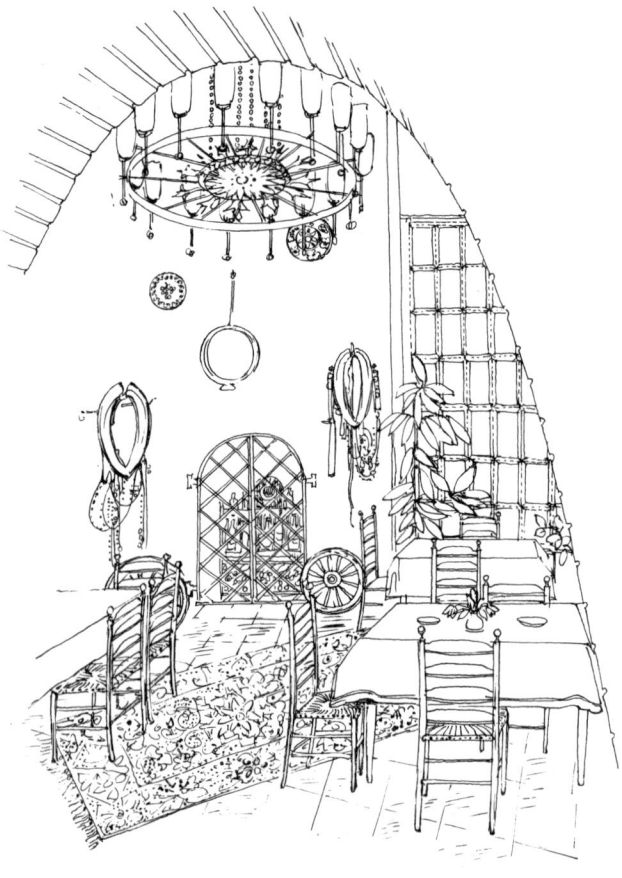

Platz: für 250 Personen
Leitung: Norbert und Margarete Skiebe
Spezialitäten: »Küche der Nationen«
Weine: gute Auswahl aus allen großen Anbaugebieten
Biere: aus Osnabrück

Aus meinem Reise-Notizbuch
Das Haus ist bildschön. Sehr zu empfehlen sind die eigenen Spezialgerichte und Variationen der bekannten örtlichen Platten. Außer auf Bier und die landesüblichen Schnäpse können Sie, wie im »Aldermann«, auch hier auf einen wohlassortierten Weinkeller zurückgreifen.

SCHERMBECK BEI BÜCKEBURG

Landhaus Schinken-Kruse

4964 Schermbeck, Nr. 2
Telefon (0 57 22) 44 04

Lage: 5 km südlich Bückeburg, am Nordhang der Weserberge
Anfahrt: Autobahn Hannover–Köln, Ausfahrt Bad Eilsen, in Richtung Bückeburg, 4 km
Parken: eigener Parkplatz beim Haus
Geöffnet: täglich, außer montags, von 11–23 Uhr, warme Küche von 12–14 und von 18–21.30 Uhr; vom letzten Montag im November bis einschließlich 25. Dezember geschlossen
Milieu: Landhaus mit rustikaler Einrichtung
Platz: für 300 Personen; im Sommer 100 weitere Plätze auf der Terrasse
Nebenräume: große Diele mit Kamin, Bauernstube
Leitung: Kurt und Lina Schäfer
Spezialitäten: geräucherter und luftgetrockneter Schinken, Landwürste aus eigener Schlachtung, selbstgebackenes Bauernbrot; Fisch- und Wildgerichte
Sonderangebote: Schonkost- und Diätgerichte auf Bestellung, Kinderteller
Weine: Qualitätsweine aus Deutschland und Frankreich
Biere: Pilsner Urquell, Tuborg, deutsche Flaschenbiere, Diät-Pils, Berliner Weiße, Alt

Aus meinem Reise-Notizbuch
Für Freunde der deftigen Lebensart. Bis auf einige Ausnahmen eine Küche, zu der man Bier trinkt. Trotzdem gibt es eine passable Weinauswahl. Das hausgebackene Brot, in dicken Stücken gebrochen, paßt gut zum Essen.

SOLTAU

Meyns Hotel und Restaurant

3040 Soltau, Poststraße 19
Telefon (0 51 91) 22 22

Anfahrt: Autobahn Hamburg–Hannover, Ausfahrt Soltau-Ost, 7 km
Parken: eigener Parkplatz beim Haus; Garagen
Geöffnet: täglich von 7–1 Uhr nachts, warme Küche bis 22 Uhr
Milieu: gutbürgerliches Hotel-Restaurant
Platz: für 120 Personen
Nebenräume: mehrere Konferenzzimmer und ein Saal mit 100 Plätzen
Leitung: Ernst Meyn
Spezialitäten: wacholdergeräuchertes Forellenfilet; Heidschnuckenlammbraten in Wacholderrahm; Wildgerichte
Sonderangebote: Schonkostgerichte, leichte Gerichte für den Kraftfahrer, Kinderteller
Weine: gute Auswahl an Qualitätsweinen aus Deutschland und Frankreich
Biere: Pils, Salvator vom Faß; Pilsner Urquell
Getränkespezialitäten: Ratzeputz, Heidmärker

Aus meinem Reise-Notizbuch
An Soltau geht die Autobahn vorbei. Fahren Sie nicht weiter, sondern nehmen Sie die Ausfahrt und gönnen Sie sich eine Rast bei Ernst Meyn. Die Kraftfahrergerichte können Sie feinschmeckerisch um eine kalte Vorspeise und ein Dessert anreichern. Oder bestellen Sie Heidschnuckenbraten ohne Rahmsauce, nur mit brauner Butter und dazu Salat.

WIESMOOR

Blauer Fasan

2954 Wiesmoor, Fliederstraße 1
Telefon (0 49 44) 21 40 und 22 29

Lage: in Wiesmoor-Hinrichsfehn, 5 km außerhalb
Wiesmoor, in Richtung Remels (Wegweiser beachten!)
Anfahrt: von Wilhelmshaven auf B 69 bis Sande, auf
B 436 in Richtung Leer, 37 km; von Leer auf B 75
bis Hesel, auf B 72 bis Bagband, auf B 436 in Rich-
tung Wilhelmshaven, 30 km
Parken: eigener Parkplatz beim Haus
Geöffnet: täglich, außer montags, von 10–24 Uhr; im
Februar und im September je 14 Tage geschlossen
Milieu: Speiserestaurant mit Kaffee- und Teestuben im
ostfriesischen Landhausstil
Platz: für 130 Personen; im Sommer 50 Plätze im Gar-
ten
Nebenräume: für 10–50 Personen
Leitung: Günter Kaiser
Spezialitäten: Fasan Weinhändler Art, gespickter Reh-
rücken Baden-Baden, Seezunge gefüllt à la Fasan;
regional: ostfriesische Moorplatte, Katenrauchwurst
Sonderangebote: Schonkost- und Diätgerichte, Kinder-
teller, leichte Kost für Kraftfahrer
Weine: gute Auswahl an Qualitätsweinen aus den
größten Anbaugebieten in Deutschland und Frank-
reich
Biere: Pilsner Urquell, Münchner Löwenbräu, Jever
Pilsener vom Faß; Hannen Alt, Weizenbier, Berliner
Weiße, Diät- und Karamalzbiere
Getränkespezialitäten: Tee nach ostfriesischer Art;
Fasanen-Cocktail; Feuerzangenbowle

Aus meinem Reise-Notizbuch
So ziemlich die nördlichste deutsche Feinschmecker-Oase,
und auch eine der entlegensten. Ein Landhaus, in dem
man zwischen den Mahlzeiten friesischen Tee trinkt.
Die Einrichtung ist tatsächlich aus der Zeit. Mittags und
abends erleben Sie die vorzügliche Qualität der Fasan-
küche. Für mich ist es immer wieder spannend, die verschiedenen Qualitäten der dort beheimateten Katen-
rauchwürste zu probieren.

Weitere empfehlenswerte Lokale zum Ausprobieren

BRAUNLAGE

Hotel-Restaurant Weidmannsheil
Obere Bergstraße 2, Tel. (o 55 20) 7 87

BRAUNSCHWEIG

Gewandhaus
Altstadtmarkt, Tel. 2 61 84; Weinrestaurant

Zum stillen Winkel
An der Katharinenkirche 15, Tel. 2 57 01; badische
Weinstube

BREMEN

Borgfelder Landhaus
Warfer Landstraße 73 (Borgfeld), Tel. 27 05 12

Deutsches Haus - Ratsstuben und Marktstuben
Am Markt 1, Tel. 32 10 48

Kuhsiel
Niederblockland, Tel. 27 09 99

Ratskeller
Im alten Rathaus, Tel. 32 79 82; 600 Sorten Wein

Schildkröte
Lehester Deich 81, Tel. 27 04 66

Zum Senator
H.-H.-Meier-Allee 2, Tel. 21 32 13

Vossteen
Steintor, Tel. 32 63 86

BREMERHAVEN

Fischereihafen-Restaurant
Am Fischbahnhof, Tel. 7 31 87; Fischgerichte

Lehrke
An der Geeste 19, Tel. 2 11 77

CELLE

Historischer Ratskeller
im Rathaus, Tel. (05 41) 2 23 97; Spezialität: Heid-
schnuckengerichte

EMDEN

Goldener Adler
Neutorstraße 5, Tel. (0 49 21) 2 40 55

GOSLAR

Der Achtermann
Rosentorstraße 20, Tel. (0 53 21) 2 10 01

HAMELN

Weinstuben am Kamin
Pyrmonter Straße 12, Tel. (0 51 51) 2 62 53; nur abends

HANNOVER

La Bonne Auberge
Luisenstraße 4, Tel. 2 04 63; französische Küche

Brauereigaststätten Herrenhausen
Herrenhäuser Straße 99, Tel. 79 40 74

Kastens Hotel-Restaurant
Luisenstraße 1, Tel. 1 61 51

Strandbad-Gaststätten am Maschsee
Tel. 83 12 14

HÖXTER

Hotel-Restaurant Niedersachsen
Möllingerstraße 4, Tel. (0 52 71) 23 19

Schloßrestaurant Corvey
Tel. (0 52 71) 83 23

KRÄHENWINKEL bei Hannover

Jägerhof
Tel. (05 11) 73 40 11

LÜNEBURG

Zur Krone
Heiligengeiststraße 41, Tel. (0 41 31) 4 46 54

NEUENKIRCHEN-RIESTE (Kreis Vechta)

Kommende Lage
Tel. (05 64) 6 31; ehem. Ritterhaus,
einmal wöchentlich Ritterbankett

NEUKLOSTER bei Buxtehude

Beckmanns Klosterkrug
Tel. (0 41 61) 28 66

NEUSTADT AM RÜBENBERGE bei Hannover

Zum Stern
Hannoversche Straße 3, Tel. (0 50 32) 4 46 54;
Schnitzel vom Rübenschwein

WILHELMSHAVEN

Nordsee-Hotel
Am Ölhafen, Tel. 6 00 73; Spezialität: frische Nordsee-
krabben März bis September

WINSEN/LUHE bei Hamburg

Zum Weißen Roß
Marktstraße 10, Tel. (0 41 72) 22 76

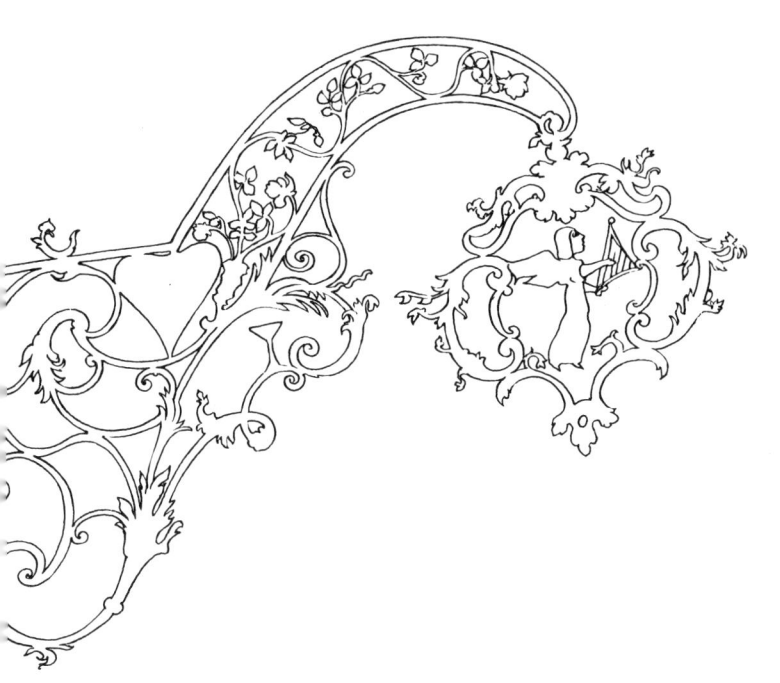

Nordrhein-
Westfalen

AACHEN

Restaurant Gut Schwarzenbruch

5101 Schwarzenbruch über Aachen
Telefon (0 24 02) 30 74

Anfahrt: Autobahn Köln–Aachen, Ausfahrt Verlauten-
heide in Richtung Stolberg, 4 km
Parken: eigener Parkplatz beim Haus
Geöffnet: täglich von 10–24 Uhr
Milieu: Speiselokal mit antiker Einrichtung
Platz: für 250 Personen
Nebenräume: 2 Salons
Leitung: Josef, Peter und Margarethe Schmitz
Spezialitäten: Heringstopf nach Hausfrauenart, Matjes-
filets auf Preiselbeeren in Curryrahm; Wild und Wild-
geflügel, z. B. Fasan in Whisky-Rahm-Sauce
Weine: Spitzenweine von Rhein und Mosel, aus Baden
und Franken; Burgunder- und Bordeauxweine
Biere: Weihenstephaner, Bitburger, Kölsch

Aus meinem Reise-Notizbuch
Nach hier fährt, wer sich auf der Reise ein paar kulinarisch zufriedenstellende Stunden machen will. Die Guts-
küche ist behäbig wie das Haus, der Landschaft zugewandt
und seinen Bewohnern. Manche Leute bedauern ihretwegen, daß sie so selten nach Aachen kommen.

BENSBERG BEI KÖLN

Restaurant und Grillroom Grafenkrone im Weissenberger Hotel

5060 Bensberg, Schloßstraße 16
Telefon: (0 22 04) 40 81–85; Fernschreiber: Whasd
8 87 852

Lage: am Schloß
Anfahrt: von Köln Innenstadt über Kalk auf B 55 in
Richtung Osten, 15 km

Parken: eigenes Parkhaus 200 m
Milieu: anspruchsvolles französisches Restaurant
Platz: für 100 Personen
Leitung: Jürgen Beckmann; Küchenchef: Hermann Meier
Spezialitäten: Kalbssteak Macao und andere am Tisch
  zubereitete oder flambierte Gerichte
Sonderangebote: Schonkostgerichte, außerdem Kinder-
  menüs
Weine: internationale Spitzenweine
Biere: Pilsner Urquell, Kölsch, Kulminator, Carlsberg

BIELEFELD

Löwenhof & Rauchfang

4800 Bielefeld, Niederwall 43–45
Telefon (05 21) 6 04 44–6 04 45

Lage: im Stadtzentrum, zwischen Landgericht und Jahn-
  platz
Parken: eigener Parkplatz beim Haus; öffentlicher Park-
  platz 100 m
Geöffnet: täglich, außer dienstags, von 10.30–1 Uhr
  nachts
Milieu: im Löwenhof ruhig, intim; im Rauchfang rusti-
  kal, lebhaft (Schweizer Barbuffet)
Platz: für 240 Personen
Nebenräume: für 15–70 Personen
Leitung: Elly Remke und Rolf Kessler
Spezialitäten: Weinbergschnecken Café de Paris; Zür-
  cher Rahmgeschnetzeltes, Ochsenzunge Provençale mit
  Blätterteighaube, hausgebeizter Lachs Suwarow; im
  Lauf des Jahres saisonbedingt wechselnde Spezialitä-
  tenkarte; regional: Schinken in Brotteig mit westfäli-
  schem Kartoffelsalat, Westfälisches Kaltes Buffet (bei-
  des nur auf Vorbestellung)
Sonderangebote: große Kindermenü-Karte
Weine: gute Auswahl an deutschen und ausländischen
  Weinen
Biere: Pilsner Urquell, Löwenbräu, Langenberger Pils
  vom Faß; Tuborg
Getränkespezialitäten: Woodoo-Woodoo (mexikanisches
  Mixgetränk), Irish Coffee

Aus meinem Reise-Notizbuch
Das Westfälische Buffet gibt es leider nur auf Vorbestellung. Selbst für Gourmets, denen Wurst und Schinken
nicht unbedingt das Paradies bedeuten, ist diese Samm-
lung erstaunlich. Der Wirt sollte dieses Buffet zu einer
Dauereinrichtung machen. Die französischen Spezialitäten wirken, trotz guter Qualität, hier etwas fremd.

BONN-BAD GODESBERG

Restaurant Alt Godesberg

5300 Bonn-Bad Godesberg, Bürgerstraße 4
Telefon (0 2 29) 6 27 56

Lage: im Zentrum von Bad Godesberg
Parken: Parkhaus und Parkplatz, 20 m; in den umlie-
   genden Straßen
Geöffnet: täglich, außer montags, von 12–14 und von
   17–24 Uhr
Milieu: altdeutsch stilisiertes Speiselokal
Platz: für 65 Personen
Leitung: Ernst Ries
Spezialitäten: frisch geräucherte Forelle; Rumpsteak im
   Fang mit Knoblauchsauce; Kalbsteak au four mit
   feinem Ragout; regional: Rheinischer Sauerbraten
Weine: vor allem Mosel- und badische Weine

Aus meinem Reise-Notizbuch
Sowohl ein Restaurant für ein Mittagessen mit Freunden
als auch ein Treffpunkt zu Sherry oder Campari zwi-
schen den Mahlzeiten. Dafür gibt es stille Ecken für leise
Gespräche. Die Speiseauswahl könnte größer sein. Gute
Weine.

BONN

Restaurant Ambassador
im Steigenberger Hotel Bonn

5300 Bonn, Reuterstraße 124–132
Telefon (0 22 21) 2 01 91; Fernschreiber: 8 86 363
   STEIB

Lage: im Süden des Stadtzentrums, am Bundeskanzler-
platz im bonn center
Parken: eigener Parkplatz hinter dem Haus; Tiefgarage
Geöffnet: täglich von 12–15 und von 19–24 Uhr
Milieu: Restaurant im Rahmen eines Hauses der
Spitzenklasse
Platz: für 100 Personen
Nebenräume: zahlreiche Räume in allen Größen
Leitung: Arno Kuhnt
Spezialitäten: große internationale Spezialitätenkarte;
internationale Wochen; im Atrium-Restaurant Ge-
richte aus deutschen Landen
Sonderangebote: Schonkost- und Diätgerichte auf Bestel-
lung, Kinderteller
Weine: eigene Frankhof-Kellerei in Hochheim am Main;
internationale Spitzenweine
Biere: Pilsner Urquell, König Pils, Weihenstephaner,
Kölsch, Tuborg

Aus meinem Reise-Notizbuch
Hoch im 18. Stock mit Blick auf Bundespräsident und
Bundeskanzler. Dieses Restaurant wird mit heute fast
schon unüblicher Akkuratesse geleitet. Auf der Karte
finden Sie einige fremdländische Gerichte, die von kulinarischen Festwochen übriggeblieben sind. Für mich gibt
es als leichtes Abendessen vorweg immer Sildetatar, das
Sie unbedingt probieren sollten. Danach zum Beispiel
Hammelkoteletts Murillo und roten Bordeaux.

BONN-BAD GODESBERG

Weinhaus Maternus

5300 Bonn-Bad Godesberg 1, Poststraße 3
Telefon (0 22 29) 6 28 51

Lage: im Zentrum von Bad Godesberg, Nähe Bahnhof
Parken: gegenüber dem Hause; in den umliegenden
Straßen
Geöffnet: täglich, außer sonntags, von 12–15.30 und von
18–2 Uhr
Milieu: altdeutsch stilisierte Weinstube
Platz: für 165 Personen; 80 Plätze im Garten

Nebenräume: 2, für 10–30 Personen
Leitung: Frau Ria Alzen-Maternus
Spezialitäten: Seezunge Nantua, Pariser Pfeffersteak,
    Ente Bigarade; regional: Rheinischer Sauerbraten
Weine: Qualitäts- und Spitzenweine aus den großen
    deutschen Anbaugebieten; Burgunder- und Bordeaux-
    weine
Biere: Pilsner Urquell, König Pils, Pschorr, Kölsch

Aus meinem Reise-Notizbuch
Der Magnet des Restaurants ist nicht die Küche, sondern
die vitale Chefin des Hauses. Neunzig Prozent der Gäste
sind ihre Freunde. Sie kennt alle Personen von Stand,
Rang und Namen. Außenseiter haben wenig Chancen,
an den meist reservierten Tischen auch nur einen Hocker
zu bekommen. Eine saubere, einfallsreiche Küche, einschließlich Austern und Kaviar. Und »Schäumchen«, wie
Ria untertreibend Champagner bezeichnet. Man kann
sagen, »Maternus« ist ein integrierender Bestandteil der
Bundesmetropole.

DÜSSELDORF

Bateau Ivre

4000 Düsseldorf, Kurze Straße 11
Telefon (02 11) 32 32 88

Lage: in der Altstadt
Anfahrt: über Rheinuferstraße (am Burgplatz) oder
    über Königsallee
Parken: in den umliegenden Straßen; Parkhaus 200 m
Geöffnet: täglich, außer an Sonn- und Feiertagen, von
    18–1 Uhr
Milieu: Weinrestaurant mit anspruchsvoller maritimer
    Dekoration
Platz: für 70 Personen
Leitung: Rudolf und Mirka Vortmann; Geschäftsführer:
    Peter Kerst
Spezialitäten: Salat von Meeresfrüchten mit Sauce Vi-
    naigrette, Seezungenfilets Bateau Ivre, Hammelsattel-
    stück Pastorell, junge Ente à l'Orange mit Mandel-
    croquetten und pikanten Salatherzen

Sonderangebote: Schonkostgerichte auf Bestellung
Weine: gute Auswahl an deutschen Spitzenweinen;
   Burgunder- und Bordeauxweine in Originalabfüllung
Biere: Fürstenberg vom Faß; Tuborg

Aus meinem Reise-Notizbuch
Ein Schulfreund und großer Kenner der Düsseldorfer
Gastronomie führte mich dort erstmals ein. Ein De-Luxe-
Restaurant in der amüsanten Altstadt. Am Premieren-
abend gab es Hammelschnitzel vom Grill mit Schnitt-
lauch- und Kressebutter. Auch seitdem gab es nie Trü-
bungen unseres gegenseitigen kulinarischen Vertrauens-
verhältnisses. Die Kellner sind äußerst freundlich.

DÜSSELDORF
Zum Csikos

4000 Düsseldorf, Andreasstraße 9
Telefon (02 11) 1 66 27

Lage: in der Altstadt, Nähe Burgplatz
Parken: öffentlicher Parkplatz 40 m, am Burgplatz;
   Parkhaus 200 m
Geöffnet: täglich von 19–3 Uhr
Milieu: ungarisches Restaurant, rustikal eingerichtet,
   Puszta-Atmosphäre, Zigeunerkapelle
Platz: für 150 Personen
Leitung: Gertrud Schuster
Spezialitäten: ungarische Gerichte; Bosniakendolch, Csi-
   kos-Steak, Dschingis Khan
Weine: vor allem ungarische Weine, z. B. Tokayer,
   Erlauer-Stierblut, Szürkebarat, Keknyelü
Bier: Pilsner Urquell vom Faß
Getränkespezialität: Schlehengeist

Aus meinem Reise-Notizbuch
Sie müssen an die schmale Tür klopfen. Es öffnet sich
ein Klappguckloch, und Sie werden eingelassen. Es um-
fängt Sie Zigeunermusik und paprikageschwängerte Luft.
Meine Reihenfolge ist Bier und Schlehengeist vorweg,
dann die originale Gulaschsuppe und dann eines der gebratenen Fleischstücke mit Paprikaschotensalat. Zwi-
schendurch immer wieder Schlehengeist. Die ungarischen
Rotweine sind mir zum Essen zu schwer.

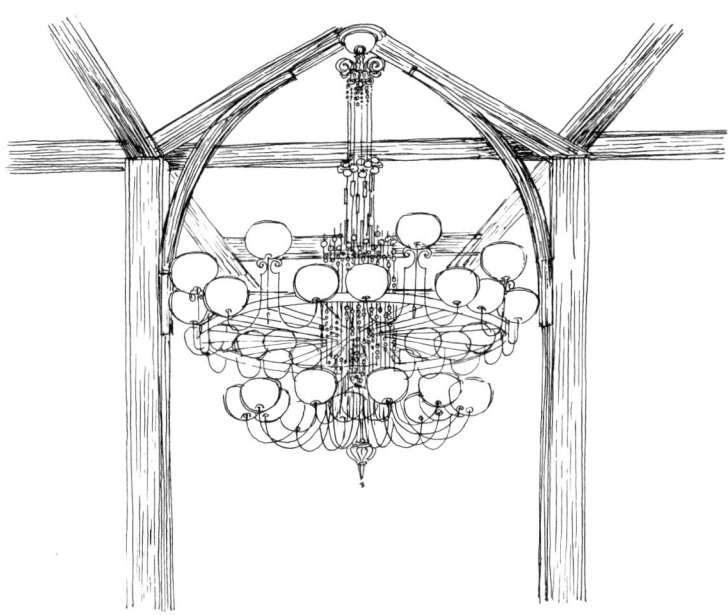

DÜSSELDORF

San Francisco-Restaurant
im Düsseldorf Hilton

4000 Düsseldorf, Georg-Glock-Straße 20
Telefon (02 11) 43 49 63; Fernschreiber: 8 584 376

Lage: im nördlichen Teil der Innenstadt, Nähe Kennedy-
Damm
Anfahrt: über Kenndy-Damm; unmittelbarer Anschluß
zum Autobahnnetz
Parken: eigener Parkplatz beim Haus
Geöffnet: täglich von 12–15 und von 19–23 Uhr
Milieu: Spezialitätenrestaurant, im Stil der Jahrhundert-
wende eingerichtet, im Rahmen eines Hauses der
Spitzenklasse
Platz: für 180 Personen
Nebenräume: zahlreiche Gesellschafts- und Konferenz-
räume in allen Größen
Leitung: Kurt Aeberhard, Küchenchef: Günter Scherrer
Spezialitäten: Gerichte aus der kulinarischen Tradition
von San Francisco, vor allem Gegrilltes; z. B. ameri-
kanisches Colorado Beef, Pfeffersteak flambiert, Hoch-

75

rippe vom Texas-Stier, Hähnchen à la Ritz Old Poodle
Dog; Salate; ostasiatische Gerichte

Weine: deutsche Qualitäts- und Spitzenweine in Originalabfüllung; Burgunder- und Bordeauxweine

Biere: Pilsner Urquell, deutsche und dänische Flaschenbiere

Getränkespezialitäten: Tropical Drinks

Aus meinem Reise-Notizbuch
Lassen Sie sich mit genügend Muße hier nieder. Nicht,
daß die Kellner langsam wären, aber die Auswahl ist
so groß, daß Sie mit Bedacht wählen und speisen sollten.
Der Name weist auf die Dekorationen des Restaurants
hin. Es gibt fürs Auge genug Attraktionen. Zur Probe
sollten Sie sich das amerikanische Fladenbrot geben lassen. Vielleicht bleiben Sie dabei. Ferner das Steakfleisch
probieren, das für Hilton direkt aus Nordamerika her-
überkommt! Es gibt verschiedene Schnittarten und Größen, die wiederum verschiedene Bezeichnungen haben.
Hier wird das überdimensionale Steak, das sonst nicht
zu meinen Favoriten gehört, weil es wenig mit Kochkunst zu tun hat, zu einem echten Vergnügen. Auch die
Langustinen und Avocados sollten Sie versuchen.

DÜSSELDORF

M + F (Müllers + Fest) und K D

4000 Düsseldorf, Königsallee 14–16 und Königsallee 12
Telefon (02 11) 32 84 58

Lage: an der »Kö«, am Corneliusplatz
Parken: Parkplätze vor dem Haus; Parkhaus 100 m
Geöffnet: täglich, außer sonntags, von 12–23 Uhr
    (M + F); täglich, außer montags, von 10–1 Uhr
    nachts (KD)
Milieu: behaglich-kultiviert eingerichtete Wein-
    restaurants
Platz: für 120 Personen (M + F); für 50 Personen (KD)
Nebenräume: für 10–25 Personen
Leitung: Müllers und Fest
Spezialitäten: Toast Washington (mit Japan-Hummer,
    Salat und Speck), Toast Walterspiel (mit Preisel-
    beeren, Gänseleberparfait und Meerrettich), Golden

Buck (kleines Filet auf Croûton mit pochiertem Ei und
Käse); regional: Hausmannsgerichte in bester Haus-
frauen-Qualität; Rheinischer Sauerbraten, Düsseldorfer Senfrostbraten

Weine: gute Auswahl an Qualitäts- und Spitzenweinen
aus Deutschland und Frankreich

Biere: Pilsner Urquell, König Pils vom Faß

Aus meinem Reise-Notizbuch
Für eingesessene Düsseldorfer ist »M + F« die kulina-
rische Hochburg für festliche Anlässe. Man konzentriert
sich ganz auf die Darbietungen auf Tellern und in
Gläsern. Mittags sieht man natürlich auch Gruppen von
Geschäftsleuten bei »Arbeitsessen«, für die Hummer,
Kaviar und Gänseleberparfaits nicht mehr den Reiz
des Besonderen haben. Sie delektieren sich an den her-
vorragenden Hausmannsgerichten, die hier in reicher
Auswahl angeboten werden.

DÜSSELDORF

Nippon-Khan

4000 Düsseldorf, Immermannstraße 35
Telefon (02 11) 35 31 35

Lage: im Stadtzentrum, zwischen Hauptbahnhof und
Jan-Wellem-Platz

Parken: Parkplatz beim Haus; Parkhaus 400 m

Geöffnet: täglich, außer sonntags, von 12–14.30 und
von 18–22 Uhr (warme Küche)

Milieu: japanisches Restaurant mit originaler Einrichtung

Platz: für 150 Personen

Nebenräume: drei kleine Privatzimmer mit original
japanischer Einrichtung

Leitung: Michio Kawabe

Spezialitäten: nur japanische Gerichte, z. B. Tempura,
Sukiyaki, Mizutaki, Schabu-Schabu

Weine: japanischer Reiswein (Sake); deutsche Weißweine, Burgunderweine

Biere: König Pils, Hannen Alt

Getränkespezialität: japanischer grüner Pudertee

Aus meinem Reise-Notizbuch
Düsseldorf hat die größte Japankolonie in Deutschland.
Kein Wunder, daß sich originale Restaurants etablieren.
»Nippon-Khan« ist echtes Japan. Mit jungen Damen in
Landestracht, die im Parterre kniend servieren, die
Gäste im Schneidersitz. Unten die faszinierende Sushi-
Bar. Interessante rohe Fischkombinationen. Dazu grüner
Tee.

DÜSSELDORF

The Victorian Pub

4000 Düsseldorf, Königsallee 3
Telefon (02 11) 1 58 48 und 1 43 64

Lage: im Stadtzentrum, am Kö-Center
Parken: in den umliegenden Straßen; Parkhaus 300 m
Geöffnet: täglich von 10–0.30 Uhr; an Sonn- und Feier-
tagen ab 16 Uhr
Milieu: Restaurant und Cocktail-Bar im klassischen
englisch-viktorianischen Stil
Platz: für 70 Personen
Leitung: R. Vortmann Gaststätten KG; Geschäftsführer:
V. Lakatos
Spezialitäten: Scampi-Salat, englische Würstchen mit
gebackenen Bohnen; Spezial-Grillpfanne, T-Bone-
Steak, Roastbeef englisch; bürgerliche Gerichte, z. B.
Ochsenbrust mit frischen Gemüsen, Königsberger
Klopse in Kapernsauce
Sonderangebote: Schonkost- und Diätgerichte auf Be-
stellung
Weine: Mosel-Saar-Ruwer-Weine; Burgunder- und Bor-
deauxweine; offene Weine
Biere: englische Biere

Aus meinem Reise-Notizbuch
Ein von vielen geschätzter Treffpunkt zu jeder Tageszeit.
Man trifft eigentlich immer sympathische Leute dort.
Nach dem zweiten Glas Watneybier schmecken die
Hammelrippen auf Oxford Beans noch besser. Ich sitze
meistens im ersten Stock, auf einer Bank an der Wand.
Hier hat man immer etwas zu beobachten.

DÜSSELDORF

Walliser Stuben

4000 Düsseldorf, Aderstraße 46
Telefon (02 11) 1 37 80

Lage: im Stadtzentrum, Nähe Graf-Adolf-Platz, Schau-
spielhaus, Ernst-Reuter-Platz
Parken: in den umliegenden Straßen; Parkhaus 100 m
Geöffnet: täglich, außer sonntags, von 12–1 Uhr nachts
Milieu: Schweizer Spezialitäten-Restaurant in rustika-
lem Walliser Stil
Platz: für 124 Personen
Nebenraum: für 24 Personen
Leitung: Hugo Steiger
Spezialitäten: flambierte Gerichte, z. B. Entrecôte Maître
d'Hotel, Pfeffersteak à la Rôtisserie, Ricketsteak;
Geschnetzeltes Neuenburger Art, Walliser Schweine-
lendchen, Berner Rahmschnitzel, Fondue Bourgui-
gnonne; Bouillabaisse
Weine: Walliser Weine, deutsche Spitzenweine
Bier: König Pils
Getränkespezialitäten: Haus-Cocktail; Irish Coffee

Aus meinem Reise-Notizbuch
Auch wenn ein Tisch für Sie reserviert ist, sollten Sie
sich dem mittelgroßen und etwas nervös tänzelnden
Herren an der Tür erst einmal vorstellen. Von seiner
Gunst hängt nämlich das Gelingen des Abends ab. Hugo
Steiger regiert das Restaurant und seinen Inhalt souverän. Sie bekommen Speisekarten ausgehändigt, in rus-
sischgrünem Leder, aber der Chef kommt selbst an den
Tisch und forscht in Ihrem Gesicht nach Anzeichen, was
er Ihnen empfehlen sollte. Folgen Sie den Empfehlungen, soweit sie Ihnen zusagen – und Sie gewillt sind,
sich Ihre Gaumenfreuden etwas kosten zu lassen.

ESSEN

Parkhaus Hügel

4300 Essen, Freiherr-vom-Stein-Straße 209
Telefon (0 21 41) 4 34 51

Lage: am Baldeneysee
Anfahrt: von der Innenstadt über Bismarckstraße,
Alfredstraße, Bredeneyer Straße, ca. 15 Autominuten
Parken: eigener Parkplatz beim Haus
Geöffnet: täglich von 10–23 Uhr
Milieu: anspruchsvolles Ausflugs- und Repräsentations-
Restaurant
Platz: für 300 Personen; im Sommer Gartenterrasse
zum See mit 200 Plätzen
Nebenräume: für 20–180 Personen
Leitung: Leo Imhoff
Spezialitäten: Matjesfilets Schlicker Art; Küche der Na-
tionen mit 20 internationalen Spezialitäten-Gerichten;
regional: Westfälischer Pfefferpothast, Westfälische
Vesper
Sonderangebote: Schonkostgerichte
Weine: gute Auswahl an deutschen und ausländischen
Weinen, vor allem Saar- und Ruwer-Weine
Biere: Pilsner Urquell, Stauder, Fürstenberg vom Faß;
Alt, Berliner Weiße, Carlsberg, Diät-Bier

Aus meinem Reise-Notizbuch
Man umfährt mit dem Auto die historische Stätte der
Kanonenkönige und muß plötzlich bremsen: dort geht's
hinein, eine kurze Auffahrt, man betritt ein gepflegtes
Haus, eine Art Landhaus, mit orangeroten Baldachinen
und lautloser Eleganz im Innern. Krupps wohnen seit
Jahrzehnten nicht mehr in der schon legendären Villa
Hügel. Dieses gastliche Haus lebt noch immer vom Renommée des Namens – nicht aber der energische Wirt
Leo Imhoff, der auch andere Gaststätten betreibt. Sie
können dort getrost alles bestellen, worauf Sie Appetit
haben sollten. Leider gibt es zu wenig Zimmer im ange-
schlossenen Hotel.

KETTWIG

Rôtisserie Ange d'or

4307 Kettwig, Bahnhofstraße 143
Telefon (0 21 44) 23 07

Anfahrt: von Essen über Essen-Werden, 12 km; von
Düsseldorf auf B 1 über Breitscheid, 25 km

Parken: eigener Parkplatz beim Haus
Geöffnet: täglich, außer donnerstags, ab 18 Uhr, an
    Sonn- und Feiertagen auch von 12–15 Uhr
Milieu: französisches Restaurant im Elsässer Stil
Platz: für 60 Personen
Nebenraum: Kaminraum mit 50 Plätzen
Leitung: Claude Huppertz
Spezialitäten: Schalen- und Krustentiere; Lammkeule
    Ange d'or, Ente au poivre, Wachtel Strasbourgeoise
    mit glacierten Weintrauben, 2 Schnepfen Grand
    Veneur mit Pfifferlingen à la crème; Salm braisé au
    Chablis; Desserts
Weine: französische Weiß- und Rotweine
Biere: dänisches Bier

Aus meinem Reise-Notizbuch
Es lohnt die Fahrt nach außerhalb. Und es lohnt den
Umweg von der Autobahn, von wo Sie auch kommen.
Die hausgemachten »Terrines« mit Wildpasteten, immer
untrüglicher Prüfstein für Küchenqualität, waren stets
nobel. Das gilt auch für die Weinbergschnecken. Ein
junger, fortschrittlicher Inhaber mit französischem Hintergrund. Sonst hieße das Haus »Zum goldenen Engel«.
Erwähnenswert die Weine des Elsaß und aus Burgund.

KETTWIG

Hotel-Restaurant
Schloß Hugenpoet

4307 Kettwig, August-Thyssen-Straße 51
Telefon (0 21 44) 60 54

Lage: 2 km außerhalb des Stadtzentrums, an der Straße
    nach Düsseldorf
Anfahrt: von Düsseldorf auf B 1 über Breitscheid,
    23 km; von Essen über Essen-Werden, 13 km
Parken: eigener Parkplatz im Schloßhof
Geöffnet: täglich von 7–24 Uhr
Milieu: modernisiertes Restaurant innerhalb des alten
    Wasserschlosses
Platz: für 130 Personen auf der Terrasse, für 50 Per-
    sonen im Kaminzimmer
Nebenräume: für 10–200 Personen

Leitung: Jürgen Neumann

Spezialitäten: feine klassische Küche; Lammrücken, Rehrücken, Kalbsrücken, Hirschfilet; Rindsrückensteak
nach Raubritter-Art, Fasanenbrüstchen Suwarow;
regional: Rheinischer Sauerbraten, Kasseler mit dik-
ken Bohnen

Sonderangebote: Diät- und Schonkostgerichte auf Bestellung

Weine: gute Auswahl an deutschen und ausländischen
Spitzenweinen

Biere: Pilsner Urquell, Spaten, Pils, Alt, Berliner Weiße

Getränkespezialität: Schloßgeist-Cocktail

Aus meinem Reise-Notizbuch
Eine bedeutende Sache. Nichts für flüchtige Abenteuer
auf dem Gebiet Lukulls. Lassen Sie sich Zeit. Je mehr,
desto besser wird es. Neben Speisen der »großen weiten
Welt« sind auch westfälische Bohnen mit gekochtem
Speck und andere Spezialitäten der Landschaft, vom
tüchtigen Küchenchef verfeinert, delikat.

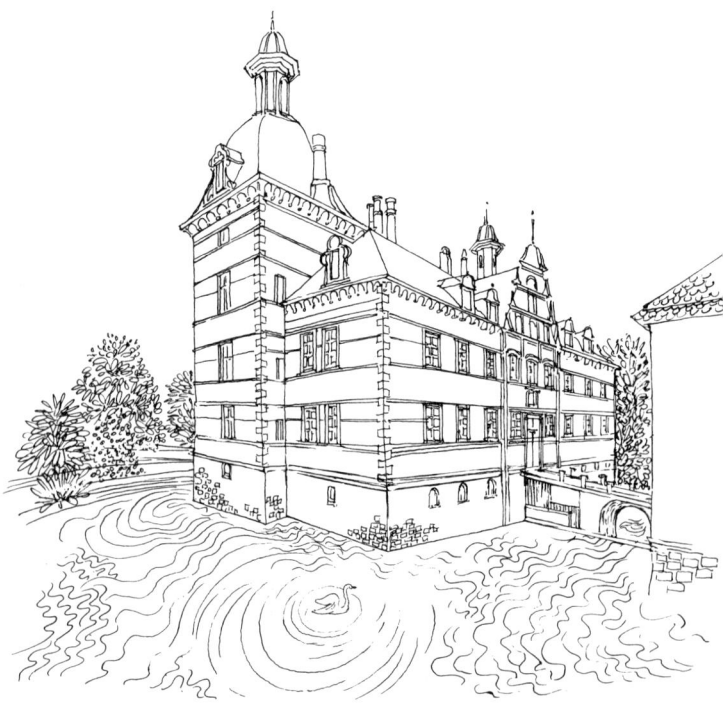

KÖLN

Bastei

5000 Köln, Konrad-Adenauer-Ufer
Telefon (02 21) 23 61 23; Fernschreiber: 881 417

Lage: am linken Rheinufer, nördlich von Dom und
   Hauptbahnhof
Anfahrt: über die Rheinuferstraße oder über die nörd-
   lichen Ringstraßen
Parken: unmittelbar an der Bastei
Geöffnet: täglich von 12–24 Uhr
Milieu: anspruchsvolles, modern eingerichtetes Speise-
   lokal
Platz: für 200 Personen
Leitung: Blatzheim AG; Geschäftsführer: Gerhard
   Dillner
Spezialitäten: Lachsfondue Bastei mit Kaviarbutter und
   Safranreis; Sauerrahmsuppe mit geröstetem Mohn;
   Gordon-Gin-Tomate, am Tisch zubereitet
Sonderangebote: Schonkostgerichte auf Bestellung
Weine: gute Auswahl an Weinen aus allen großen An-
   baugebieten

Aus meinem Reise-Notizbuch
Dieses Haus liegt als gläserner Aussichtspalast direkt am
Rheinufer. Gastronomisch war dieses Restaurant das
krönende Werk des verstorbenen Hans Herbert Blatzheim. Sein Sohn führt das Erbe nun mit Sorgfalt weiter.
Die Atmosphäre ist exklusiv-kultiviert. Ein hervorragen-
der Küchenchef. Hummergerichte als Spezialität.

KÖLN

Haus Bremer

5000 Köln 41, Dürener Straße 225–227
Telefon (02 21) 41 58 34

Lage: im westlichen Vorort Lindenthal
Anfahrt: vom Stadtzentrum über Hahnentor und B 264,
   ca. 4 km

Parken: eigene Tiefgarage, Zufahrt Hillerstraße
Geöffnet: täglich von 12–23 Uhr
Milieu: gediegenes, gutbürgerliches Speiserestaurant
  mit gemütlicher Atmosphäre
Platz: für 90 Personen
Nebenraum: für 40 Personen
Leitung: Familie Winfried Stühn
Spezialitäten: Mastkalbsrücken, am Knochen gebraten,
  am Tisch tranchiert; Ochsenfiletspitzen mit Speck
  durchzogen; Ochsenfiletwürfel Jäger Art mit geräuch-
  tem Speck und Pfifferlingen in Cognaccreme; Wild-
  und Spargelgerichte
Weine: Spitzenweine aus den deutschen Anbaugebieten,
  Schwerpunkt Moselweine; Schweizer, Elsässer, fran-
  zösische Weine
Biere: Pilsner Urquell, Fürstenberg vom Faß

KÖLN

Hansestube
im Excelsior Hotel Ernst

5000 Köln, Trankgasse 1–5
Telefon (02 21) 27 01; Fernschreiber 8 882 645

Lage: mitten im Stadtzentrum, Nähe Dom und Haupt-
  bahnhof
Parken: Parkhaus gegenüber
Geöffnet: täglich von 12–14.30 und von 18.30–24 Uhr
Milieu: Restaurant im Rahmen eines Hauses der Spitzen-
  klasse
Platz: für 116 Personen
Nebenräume: zahlreiche Räume in allen Größen
Leitung: Herbert Kühn
Spezialitäten: Hummer- und Scampigerichte; Bouil-
  labaisse à la Maison; Mixed Grill von Seefischen;
  Filetspitzen Singapore; regional: Rheinischer Sauer-
  braten, Mastochsenbrust
Sonderangebote: Schonkostgerichte auf Bestellung
Weine: reiche Auswahl an deutschen und französischen
  Weinen in Originalabfüllung
Biere: Pilsner Urquell, Pschorr vom Faß; Bitburger Pils,
  Wicküler Pils, Tuborg, Guinness Stout

84

Aus meinem Reise-Notizbuch
Es ist ein fast schmuckloser langer Raum mit Tischen
an den Wänden und einem Gang in der Mitte. Trotzdem
schlägt mein Herz beim Betreten der »Hansestube« immer
einige Takte schneller. In Erwartung der kulinarischen
Dinge. Aber auch diese zeichnen sich nicht durch besondere barocke Schnörkel aus. Es ist wohl einfach die Art
der Darbietung. Die anderen Räume des weltberühmten
Hauses werden aus der gleichen Küche versorgt.

KÖLN

Restaurant Kuckuck

5000 Köln-Müngersdorf, Stadion
Telefon (02 21) 49 23 23

Anfahrt: vom Stadtzentrum über Rudolfplatz, Aachener
   Straße, Militärringstraße, 10 Autominuten
Parken: vor dem Haus
Geöffnet: täglich, außer montags, von 11–24 Uhr
Milieu: Speiselokal in anspruchsvollem Landhausstil
Platz: für 250 Personen; im Sommer 350 Plätze auf der
   Terrasse
Nebenräume: für 16–40 Personen
Leitung: Hans-Heinz Wehner
Spezialitäten: Forelle mit Kräuterbutter und Mandeln in
   Silberfolie; Lammrücken Lyoner Art mit Pfeffersauce
   und grünen Bohnen; Spezial-Haustopf; regional:
   Rheinischer Sauerbraten mit Kartoffelklößen und
   Apfelmus, Rheinischer Suppentopf, Heinzelmännchen
   in Köln
Sonderangebote: Schonkostgerichte
Weine: Spitzenweine des In- und Auslands; große Aus-
   wahl an offenen Weinen
Biere: Pils, Kölsch

Aus meinem Reise-Notizbuch
Vor ein paar Jahren habe ich einmal ein paar Monate in
Köln gewohnt, hörte von allen Leuten vom »Kuckuck«,
kam aber nie hin. Später habe ich alles reichlich nach-
geholt. Sie sollten es gar nicht erst so weit kommen
lassen. Die Lage im Stadtwald und die verträumte In-
neneinrichtung machen den »Kuckuck« zur Idylle.

85

KÖLN

Haus Marienbild

5000 Köln 41, Aachener Straße 561
Telefon (02 21) 49 31 66 und 49 57 78

Lage: im Stadtteil Braunsfeld
Anfahrt: vom Stadtzentrum über Rudolfplatz in die
 Aachener Straße, stadtauswärts linke Straßenseite,
 500 m vor dem Stadion Müngersdorf, ca. 15 Auto-
 minuten
Parken: in den umliegenden Straßen
Geöffnet: täglich, außer donnerstags, von 11–24 Uhr;
 während der Sommerferien 25 Tage geschlossen
Milieu: altdeutsch-rustikal
Platz: für 200 Personen; im Sommer 100 Plätze im
 Garten
Nebenräume: in verschiedenen Größen
Leitung: Gustl und Rosemarie Richter
Spezialitäten: große Speisekarte mit vielerlei Spezialitä-
 ten, z. B. hausgeräucherter Mittelmeer-Schwertfisch,
 Indisches Heilbuttfilet, Kalbsgeschnetzeltes; Gustl
 Richters Spezialplatten für 2 Personen; Wild- und
 Geflügelgerichte; »Nehrus Leibgericht« aus Meeres-
 früchten; regional: Rheinischer Sauerbraten, Eifeler
 Wildspezialitäten
Sonderangebote: Schonkostgerichte, Kinderteller
Weine: gute Auswahl an deutschen Qualitätsweinen
Biere: König Pils vom Faß; Alt, Berliner Weiße

Aus meinem Reise-Notizbuch
Was wäre die Kölner Gastronomie ohne »Haus Marien-
bild«! Es ist der Maßstab, an dem sich alle anderen Kol-
legen messen. Sie erwartet eine Speiseauswahl von
gewaltigem Ausmaß. Bestellen Sie erst einen Aperitif
oder Wein, denn Sie brauchen Muße für die Zusammenstellung des Menus.

KÖLN

Weinhaus Wolff

5000 Köln 1, Komödienstraße 50–52
Telefon: (02 21) 23 10 00

Lage: im Stadtzentrum, Nähe Dom und Hauptbahnhof
Parken: Parkhaus 300 m; Parkplatz am Dom 150 m
Geöffnet: täglich, außer an Sonn- und Feiertagen, von
    12–15 und von 18–23 Uhr
Milieu: kultiviertes, gediegenes Weinrestaurant
Platz: für 60 Personen
Leitung: Willi Tietz und Frau Martha, geb. Wolff
Spezialitäten: Melone mit Meeresfrüchten; Kalbssteak
    Wolff, Filetsteak Zar Nikolaus
Weine: gute Auswahl an deutschen und ausländischen
    Spitzenweinen

Aus meinem Reise-Notizbuch
Im leider nur noch kleinen Altstadtrest um das Restau-
rant herum, in einem historischen aber schmucklosen
Haus. Wolff ist Treffpunkt und Ruhepunkt für Kenner.
Kein Ort für laute Rheintouristen. Die Speisen sind
fachlich ehrlich, das Weinangebot ist empfehlenswert.
Hier trinkt man hauptsächlich Weine von Mosel und
Saar.

SPROCKHÖVEL (WESTFALEN)
Rôtisserie
Landhaus Sprockhövel

4322 Sprockhövel, Bochumer Straße 67
Telefon (0 23 24) 7 34 33

Anfahrt: Autobahn Köln–Hannover, Ausfahrt Hattin-
    gen, auf B 51 in Richtung Hattingen, 10 km; von
    Bochum auf B 51 über Hattingen, 20 km
Parken: eigener Parkplatz beim Haus
Geöffnet: täglich ab 12 Uhr, durchgehend
Milieu: anspruchsvolle Landhaus-Atmosphäre
Platz: für 70 Personen; Tischbestellung empfohlen
Nebenräume: für 10–30 Personen
Leitung: Günter und Edith Leick
Spezialitäten: Spießbraten, Schweineschinken, Kasseler
    Rippenspeer, gespicktes Roastbeef; Gegrilltes und
    Flambiertes; Spargelwoche, Hummerwoche, Fran-
    zösische Woche
Sonderangebote: Schonkostgerichte auf Bestellung
Weine: deutsche und französische Spitzenweine
Bier: Fürstenberg vom Faß

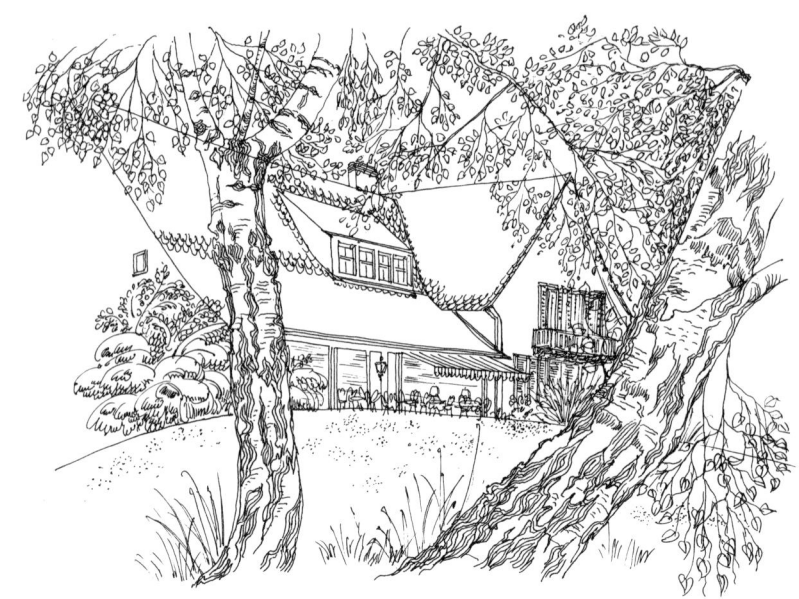

Aus meinem Reise-Notizbuch
Sehen Sie sich die Wegstrecke vorher auf der Landkarte
an. Ein wirkliches Landhaus. Man fühlt sich als Gast bei
Freunden. Bei meinem letzten Besuch gab es ein Gast-
spiel eines französischen Restaurants, und Madame
kochte an meinem Tisch Rognons flambés à la Moutarde.
Die Leicks sind vorzügliche Gastgeber.

TECKLENBURG (TEUTOBURGER WALD)

Parkhotel Burggraf

4542 Tecklenburg, Meesenhof 5–7
Telefon (0 54 82) 425 und 426

Anfahrt: Autobahn Münster–Bremen, Ausfahrt Teck-
   lenburg/Lengerich
Parken: Parkplatz beim Haus
Geöffnet: täglich von 12–15 und von 18–22 Uhr
   (warme Küche)
Milieu: modern eingerichtetes Restaurant, westfälische
   Bierstuben
Platz: für 110 Personen; geschlossene Café-Terrasse
   mit 150 Plätzen

Nebenräume: 2, für je 30 Personen
Leitung: Parkhotel KG, H. Genzow & Co.
Spezialitäten: Kalbsfilet Horcher, Seezungenfilet Atelier,
    Filetsteak Woronow, Cous-Cous
Sonderangebote: Schonkostgerichte
Weine: 1970er Bernkasteler Badstube Spätlese,
    1969er Wiltinger Scharzberg Auslese,
    1969er Serriger König Johannberg
Biere: Pils vom Faß; Pilsner Urquell, Dortmunder, Alt
Getränkespezialität: Parkhotel-Cocktail

Aus meinem Reise-Notizbuch
In seiner Gegend das beste Restaurant. Geeignet für die
Fortsetzung eines Gespräches mit Geschäftsfreunden. Die
Küche ist wenig bodenständig, greift zu klassischen Na-
men und verfremdet damit den westfälischen Charakter.

WAHLSCHEID (SIEGKREIS)

Hotel-Restaurant Schloß Auel

5201 Wahlscheid
Telefon (0 22 06) 20 41–20 43; Fernschreiber: 8 87 510

Anfahrt: Autobahn Frankfurt–Köln, Ausfahrt Siegburg/
    Troisdorf, in Richtung Wahlscheid, 7 km
Parken: Parkplatz beim Haus
Geöffnet: täglich durchgehend
Milieu: historische Atmosphäre (Gobelinsaal, Fürsten-
    zimmer, Jagdzimmer), anspruchsvoll, komfortabel
Platz: für 180 Personen; im Sommer Terrasse und Park
Nebenräume: für 40–80 Personen; Hochzeitskapelle im
    Hause
Leitung: Hermann Schmitz
Spezialitäten: frische Forellen; Wild und Wildgeflügel
Sonderangebote: Schonkostgerichte
Weine: deutsche Weiß- und Rotweine; Burgunderweine
Biere: König Pils, Hannen Alt

Aus meinem Reise-Notizbuch
Leider kommt man im allgemeinen zu selten in diese
Gegend. Jeder Besuch ist ein Erlebnis für Augen und
Gaumen. Eine vornehme Umgebung für gediegene, ein-
wandfreie Küche. Fahren Sie nicht allein nach dort, son-
dern lieber mit Freunden. Noch besser zu zweit.

WARENDORF

Hotel im Engel

4410 Warendorf, Brünebrede 37
Telefon (0 25 81) 22 86

Anfahrt: von Münster auf B 51 und B 64 in Richtung
   Gütersloh, 26 km; Autobahn Hannover–Köln, Aus-
   fahrt Neubeckum, auf B 475 in Richtung Norden,
   25 km
Parken: eigener Parkplatz beim Haus
Geöffnet: täglich, außer von Freitag 14 – Samstag
   17 Uhr; Ende Juli–Mitte August geschlossen
Milieu: Weinstube nach altdeutscher Art; Münster-
   länder Bauerndiele
Platz: für 60 Personen
Nebenräume: für 20–150 Personen
Leitung: Werner Leve
Spezialitäten: Rumpsteak mit Hindernissen, Rumpsteak
   Café de Paris, Filetsteak mit Roquefortsauce, Kalbs-
   medaillon Pariser Art, original französisches Pfeffer-
   steak; regional: westfälische Schlachtspezialitäten aus
   eigener Schlachtung
Weine: 200 Sorten Spitzenweine, vor allem aus dem
   Rheingau und aus Frankreich; hauseigene Wein-
   handlung
Biere: Pilsner Urquell, regionale Biere, Alt
Getränkespezialitäten: Malteser, Schwarzer Steinhäger,
   Saurer Paul

Aus meinem Reise-Notizbuch
Werner Leve ist ein gastronomischer Fanatiker. Mitten
im bier- und steinhägerfreundlichen Warendorf kultiviert er ein Weinrestaurant von hohem Rang. Die Weine
der Karte sind wirklich Spitze. In jedem Jahr, 3 Wochen
vor Ostern, gibt es eine exklusive Weinprobe von Rheingauer Spitzenkreszenzen. Versuchen Sie eine Einladung
zu erlangen.

Weitere empfehlenswerte Lokale zum Ausprobieren

AACHEN

China-Restaurant
Kleinmarschierstraße 78, Tel. 2 00 55; chinesische Küche

Elisenbrunnen
Friedrich-Wilhelm-Platz, Tel. 2 13 83

Casino Laurweg
Kaiserstraße 101 (Kohlscheid),
Tel. 35 71

BERGISCH GLADBACH

Zur Eulenburg
Bergisch Gladbach-Eulenburg, Tel. (0 22 02) 26 62

BOCHUM

Haus Rechen
Hunscheidstraße 154, Tel. 7 35 94

Schlegel-Bräu
Rathausplatz 5, Tel. 6 65 76

»Treppchen« im Parkhotel Haus Bochum
Bergstraße 141, Tel. 1 60 91

BONN-BAD GODESBERG

China
Bonngasse 28, Tel. 3 22 14; chinesische Küche

Grand'Italia
Rathausgasse 4 (im Ruland am Markt), Tel. 3 83 33;
italienisches Restaurant

Michaeli-Stuben
Burgstraße 18 (Godesberg), Tel. 6 47 65; nur abends

Restaurant im Park-Hotel
Kaiserstraße 1, Tel. 6 30 81

BÜDERICH (MEERBUSCH) bei Düsseldorf

Landsknecht – Le Gourmet
Poststraße 70, Tel. (0 21 05) 26 02

CAPPENBERG bei Lünen

Kreutzkamp
Südkirchener Straße 3, Tel. (0 23 06) 41 81

DORTMUND

Corso und Püttbierstuben
Westenhellweg 11, Tel. 52 73 41

Dorfstadl–Chez Henry
Ostwall 29, Tel. 52 11 33; französische Spezialitäten

Romberg-Park
am Rombergpark (Brünninghausen), Tel. 71 40 73

DÜSSELDORF

La vieille Auberge
Grashofstraße 1, Tel. 62 35 50; französisches Restaurant

Fischerstuben
Rotterdamer Straße 15 (Golzheim), Tel. 43 26 12

Golzheimer Stuben
Felix-Klein-Straße 1 (Golzheim), Tel. 43 39 24

Jan-Wellem-Stuben
Marktstraße 12, Tel. 8 44 88

King Long
Immermannstraße 19, Tel. 35 71 58; chinesisches
Restaurant

Kupferkanne
Mühlenstraße 2, Tel. 32 10 69; nur abends

Nanking
Schadowstraße 84, Tel. 35 18 64; China-Restaurant

Zum Schiffchen
Hafenstraße 5, Tel. 32 14 76; Alt-Düsseldorfer Bierstube

Zum Schlüssel
Bolkerstraße 43, Tel. 32 33 69; Alt-Düsseldorfer Bierstube

Schneider-Wibbel-Stuben
Schneider-Wibbel-Gasse 5, Tel. 1 56 04; mit Grill- und
Austernkeller

Zweibrücker Hof
Königsallee 92, Tel. 32 06 56

DUISBURG

Haus Angerhof
Düsseldorfer Landstraße 431 (Huckingen), Tel. 78 16 58

Gambrinus
Königstraße 36, Tel. 2 27 08; Spezialitäten: Bouillabaisse, Zarzuela

ESSEN

Walliser Stuben im Hotel Arosa
Rüttenscheider Straße 149, Tel. 79 54 51

Burghof
Kettwiger Straße 36, Tel. 22 52 65; zwanzig Nationalgerichte

Silberkuhlshof
Lührmannstraße 80 (am Gruga-Park), Tel. 77 32 67

Stauder an der Oper
Theaterplatz 2, Tel. 22 66 03

GREVENBROICH

Sonderfeld
Bahnhofsvorplatz, Tel. (0 21 81) 14 33

HENNEF

Wasserburg
Frankfurter Straße 124, Tel. (0 22 42) 23 56

Winterscheider Mühle
An der Straße nach Winterscheid, Tel. (0 22 47) 4 56

HILDEN bei Düsseldorf

Margarethenhof
Walder Straße 287, Tel. (0 21 03) 35 60

ISERLOHN

Haus Seilersee
Seeuferstraße 32, Tel. (0 23 71) 64 10

KÖLN

Brungs Weinstuben
Marsplatz 3–5, Tel. 31 30 82

Brauhaus Gatzweiler »Em Birbäumche«
Mittelstraße 11, Tel. 21 53 13; Alt-Kölner Bierstube

Goldener Pflug
Olpener Straße 421 (Merheim), Tel. 87 85 09

La Poêle d'Or
An St. Agatha 27, Tel. 24 11 12; französische Küche

Bei Rino
Ebertplatz 3–5, Tel. 72 11 08; italienisches Restaurant

Ristorante Grand'Italia
Hansaring 66, Tel. 23 88 86; italienische Küche

Schweizer Stuben im Carlton
Am Hof 20, Tel. 23 38 91; Schweizer Spezialitäten

Brauhaus Sion
Unter Taschenmacher 5, Tel. 21 42 03; Alt-Kölner Bierstube

Tchang
Große Sandkaul 19, Tel. 21 76 51; chinesische Spezialitäten

Haus Töller
Weyerstraße 96, Tel. 21 40 86; kölnische Küche

Tokio
Am Rinkenpfuhl 55, Tel. 23 86 95; fernöstliche Gerichte

Haus Unkelbach
Luxemburger Straße 260 (Klettenberg), Tel. 41 24 18

Weinhaus im Walfisch
Salzgasse 13, Tel. 21 95 75

KREFELD

Restaurant Franke
Ostwall 199, Tel. 2 27 64; geöffnet ab 17 Uhr

König-Pilsener-Stuben
Ostwall 64, Tel. (0 21 51) 2 57 91

Korff zum Königshof
Kölner Straße 256, Tel. (0 21 51) 3 17 89

LIPPSTADT

Altes Brauhaus
Rathausstraße 12, Tel. (0 29 41) 45 31

LÜDENSCHEID

Deelenkrug
Am Stülberg 3 (Brügge) Tel. (0 23 51) 75 27; in der
Saison Spargel-Spezialkarte

MESCHEDE

Von Korff
Bahnhofstraße 19, Tel. (02 91) 5 92

MINDEN

Ratskeller
Am Markt, Tel. (05 71) 2 58 00; Weinrestaurant und
Bierkeller

MÖNCHENGLADBACH

Becker-Eichbaum
Obere Saarlandstraße 5, Tel. 3 32 93

Haus Herrentann
Im Hardter Wald, Tel. (0 21 61) 5 93 36

MÜLHEIM an der Ruhr

Müller-Menden
Mendener Straße 109, Tel. 3 15 96

MÜNSTER

Altes Gasthaus Leve
Telgter Straße 16, Tel. 4 33 01

Ewige Lampe
Alter Fischmarkt 26, Tel. 4 29 94

Waldhotel Krautkrämer
Am Hiltruper See, Tel. 12 97; Spezialitäten: Lamm- und
Elchkalbgerichte

Pinkus Müller
Kreuzstraße 7, Tel. 4 51 51; Altbierstuben, westfälische
Küche

Schloß Wilkinghege
Steinfurter Straße 374 (an der B 54), Tel. 2 12 83; Spezialitäten: Hirschsteaks, Münsterländer Reiterspieß

OBERKIRCHEN

Haus Schütte
An der B 236, Tel. (0 29 75) 4 23; westf. Spezialitäten

BAD OEYNHAUSEN

Wittekindstuben
Am Kurpark 10, Tel. (0 57 31) 30 96; Hummer,
Austern, Krebse, Wildgerichte

PADERBORN

Schweizer Haus
Warburger Straße 99, Tel. (0 52 51) 2 28 72

REMSCHEID

Ratskeller
Fastenrathstraße 1, Tel. 4 47 57;
mit badischer Weinstube

Berliner Hof
Mollplatz 1 (Lennep), Tel. 6 01 51

SIEGBURG

Auf den Arken
Mühlenstraße 37, Tel. (0 22 41) 6 38 40; Spezialität:
Hähnchen aus dem Rauch in Silber

SOLINGEN

Theater-Restaurant
Hauptstraße 255, Tel. (0 21 22) 1 50 36

WITTLAER bei Düsseldorf

Schmitz-Lökes
Kalkstraße 42, Tel. (02 11) 40 10 35

WUPPERTAL

Alexander
Neustraße 1, Tel. 44 49 77

Ratskeller
Neumarkt 10 (Elberfeld), Tel. (0 21 21) 44 62 92

Wicküler an der Oper
Friedrich-Engels-Allee 378 (Barmen),
Tel. (0 21 21) 55 52 70

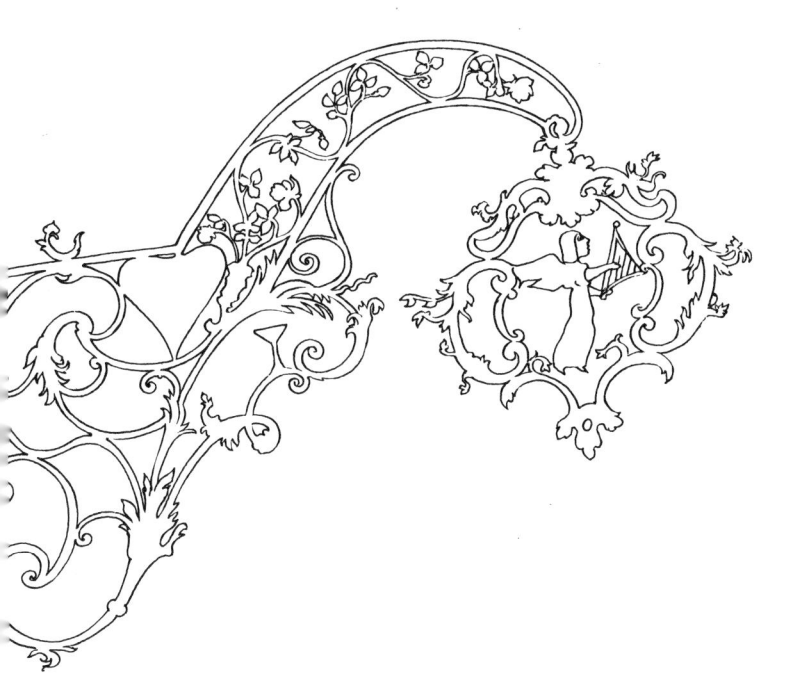

Rheinland-
Pfalz und
Saarland

BERNKASTEL – KUES

Hotel und Weinstuben zur Post

5550 Bernkastel-Kues, Gestade 17
Telefon (0 65 31) 449

Lage: im Ortsteil Bernkastel, unmittelbar an der Mosel
Anfahrt: von Trier über B 53, 58 km
Parken: Parkplatz 50 m
Geöffnet: täglich von 11.30–14.30 und von 17.30–22.30
    (warme Küche); vom 1. November–ca. 10. Februar
    geschlossen
Milieu: Weinstuben in rustikalem Stil
Platz: für 80 Personen; im Sommer 25 weitere Plätze
    auf der Terrasse
Nebenraum: bis zu 40 Personen
Leitung: B. Rössling
Spezialitäten: Lammrücken Gascogne, Schweinefilet im
    Kräutermantel; regional: Hechtklöße vom frischen
    Moselhecht, Moselaal in Dillrahm oder in Salbei
    gebraten
Weine: 115 Sorten Moselweine; offene Moselweine

Aus meinem Reise-Notizbuch
Ein hübsches altes Haus mit Charme und ein junges
Gastronomen-Paar, das seinen Beruf als Berufung
versteht. Eigener Weinbau und Bergkeller in den Weinbergen gleich hinter dem Haus sorgen für eine impo-
nierende Weinkarte. Hier können Sie wohl alles finden,
was die Mosel an guten Gewächsen bietet. Dazu Aal
oder Hecht aus diesem Fluß. Eine kulinarische Kombination, die man wahrnehmen muß.

BOPPARD AM RHEIN

Restaurant Windsor und Grill zur Pfeffermühle im Bellevue-Rheinhotel

5407 Boppard, Rheinallee 41
Telefon (0 67 42) 24 12; Fernschreiber: 4 2 882

Anfahrt: von Koblenz auf B 9 in Richtung Mainz,
  19 km; von Mainz auf B 9 in Richtung Koblenz,
  69 km
Parken: beim Hotel
Geöffnet: täglich von 11.30–15 und von 18–22 Uhr
Milieu: Grillraum mit offenem Buchenholzfeuer
Platz: für 90 Personen; im Sommer Dachgarten und
  Terrasse
Nebenräume: für 30–120 Personen
Leitung: Horst Fußhöller
Spezialitäten: Zwiebelsuppe überbacken, Pfeffersteak mit
  Cognac flambiert, Filet Stroganoff mit Wodka flam-
  biert, Crêpes Bellevue; regional: Rheinischer Sauer-
  braten, gefüllte Rinderroulade rheinische Art
Sonderangebote: Schonkostgerichte auf Bestellung
Weine: Rieslingweine aus dem Bopparder Hamm, vom
  einfachen Flaschenwein bis zur Beerenauslese; inter-
  nationale Weinkarte
Biere: Pilsner Urquell, Königsbacher, Dortmunder

Aus meinem Reise-Notizbuch
Am Mittelrhein sicherlich die attraktivste Küche. Man
muß sich in Koblenz entscheiden, wenn man von Norden
kommt, in Mainz, wenn man von Süden kommt. Da-
zwischen gibt es keine Brücke. Nach meinem Empfinden
wird etwas zu viel flambiert. Machen Sie Ihre Erfahrungen selbst.

DEIDESHEIM (WEINSTRASSE)

Gasthaus zur Kanne

6705 Deidesheim
Telefon (0 63 26) 3 96

Anfahrt: von Ludwigshafen auf B 37 bis Bad Dürkheim,
dann auf der Weinstraße nach Süden, 23 km; von
Landau auf B 38 über Neustadt, 28 km

Parken: Parkplatz vor dem Haus

Geöffnet: täglich von 12–24 Uhr

Milieu: französisches Restaurant in Pfälzer Tradition

Platz: für 180 Personen; im Sommer Spitzweghöfchen
mit 30 Plätzen

Nebenräume: für 20–30 Personen

Leitung: Michel Couasnon

Spezialitäten: Les Potages de Bonne Maman; Geflügel
geschmort nach altfranzösischer Art; Fondue Bourguignonne; Wild und Wildgeflügel; regional: Deides-
heimer Flammkuchen, Pfälzer Zwiebelkuchen, Pfälzer
weißer Käse mit Bauernbrot oder Pellkartoffeln

Weine: Originalabfüllungen des Weinguts Dr. Bürklin-
Wolf; Burgunder- und Bordeauxweine

Bier: Pilsner Urquell

Aus meinem Reise-Notizbuch
Ein Winzerhaus des 15. Jahrhunderts. Der neue Wirt ist
Franzose und bietet mitten in den Pfälzer Weinbergen
französische Küche. Nach dem Hors d'oeuvre zieht es
mich allerdings zu den Köstlichkeiten der Pfälzer Küche.
Den weißen Käse mag ich aber nur mit Kräutern und
ohne Pellkartoffeln, die für meinen Begriff nicht zu
Wein passen.

MAYSCHOSS AN DER AHR

Hotel-Restaurant
Die Lochmühle

5481 Mayschoß
Telefon (0 26 43) 3 45–3 46

Lage: 1 km außerhalb von Mayschoß, im Südwesten

Anfahrt: Autobahn Bonn–Koblenz, Ausfahrt Gelsdorf,
auf B 267 in Richtung Altenahr, 12 km; von Bonn auf
B 257 über Meckenheim-Gelsdorf, 30 km

Parken: eigener Parkplatz beim Haus

Geöffnet: täglich von 9–24 Uhr; im Januar geschlossen

Milieu: mehrere Räume unterschiedlicher Größe mit
moderner und rustikaler Einrichtung

Platz: für 350 Personen; im Sommer 150 Plätze im
   Garten
Nebenräume: Winzerstube, Salon, Terrassensaal, für 20–
   100 Personen
Leitung: Karl Sautmann
Spezialitäten: Wild und Wildgeflügel nach Jahreszeit;
   Rumpsteak nach Art des Hauses, Filetwürfel Tolstoi;
   regional: Rheinischer Sauerbraten, hausgemachte
   Blut- und Leberwurst
Sonderangebote: Schonkostgerichte, Kinderteller
Weine: Ahrweine (weiß und rot) aus eigener Kellerei,
   offene Ahrweine; Mosel-Saar-Ruwer-Weine; Burgun-
   der- und Bordeauxweine
Biere: Pilsner Urquell, Bitburger Pils, Löwenbräu,
   Kölsch, Diät- und Malzbier

Aus meinem Reise-Notizbuch
Fahren Sie langsam die Serpentinen von Ahrweiler bis
Mayschoß. Bei schönem Wetter werden Sie diese kurze
Fahrt nicht vergessen. Besonders spannend während der
Weinlese. Die Mühle liegt mitten im Weinbaugebiet der
Ahr. Auf dem ehemals vulkanischen Boden wächst heißer
Rotwein, der in edlen Gewächsen zum besten gehört, was
Deutschland an Wein bieten kann. Die Lochmühle ist ein
idyllischer Ort, könnte auch in Frankreich stehen oder
im benachbarten Belgien. Alle Speisen sind auf Rotwein
abgestimmt. Sie sollten diese Kombination genießen.

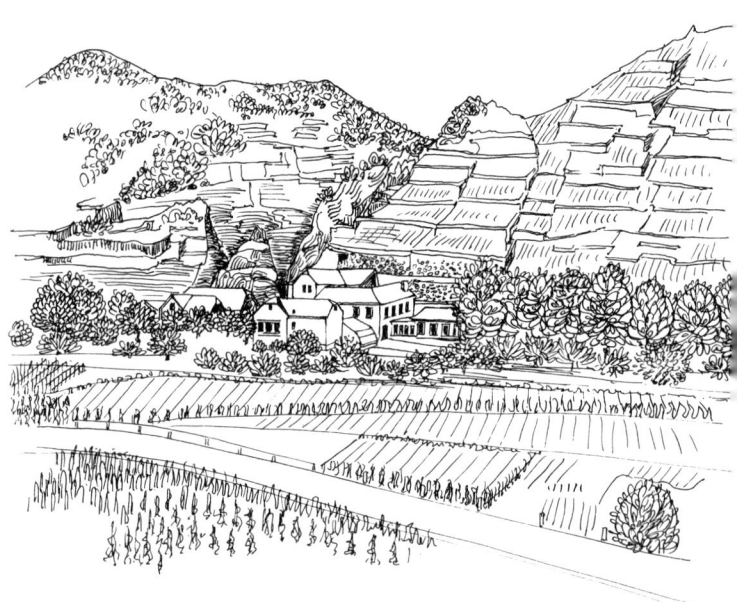

SAARBRÜCKEN

Rôtisserie Nantaise

6600 Saarbrücken 3, Preußenstraße 68
Telefon (06 81) 6 50 47

Lage: östlich des Stadtzentrums, 1 km
Anfahrt: von der Wilhelm-Heinrich-Brücke über Rathausplatz–Martin-Luther-Straße
Parken: eigener Parkplatz im Hof
Geöffnet: täglich, außer freitags, von 11.30–23.30 Uhr
Milieu: französisches Restaurant, modern eingerichtet
Platz: für 75 Personen
Leitung: Reiner Hamdorf
Spezialitäten: Canard à l'Orange, Sôle Cardinal, Côte de Boeuf, Carrée d'Agneau, Entrecôte Bordelaise; regional: Spanferkel Saarbrücker Art
Sonderangebote: Schonkostgerichte auf Bestellung
Weine: Spitzenweine von Saar und Mosel; französische Weine, vor allem Bordeaux-Schloßabzüge
Biere: Pils vom Faß, Fürstenberg
Getränkespezialitäten: sehr alter Calvados und Armagnac

Aus meinem Reise-Notizbuch
Eine kulinarische Miniatur, betont französisch im Stil der Küche. Alle Gerichte werden à la minute zubereitet und serviert. Der Restaurateur gibt sich große Mühe, seinen Gästen Gerichte nach Maß zu kredenzen. Sie können besondere Wünsche äußern.

Weitere empfehlenswerte Lokale zum Ausprobieren

KAISERSLAUTERN

Weinrestaurant Haus Hexenbäcker
Mühlstraße 1, Tel. 6 99 10

SAARBRÜCKEN

Schloß Halberg
Auf dem Halberg, Tel. 6 31 81

Pilsnerstube im Hotel Haus Berlin
Faktoreistraße, Tel. 3 30 30

Weinhaus Rebstock
St. Johanner Markt 43

Welsch
Breite Straße 12, Tel. 4 93 11; französische Spezialitäten

TRIER

Kurtrierische Weinstube Zum Domstein
Am Hauptmarkt und Dom, Tel. 7 44 90; Weinstube

Haus Runne
Engelstraße 35, Tel. 7 98 22

WORMS

Domschänke
Stephansgasse 16, Tel. 64 31

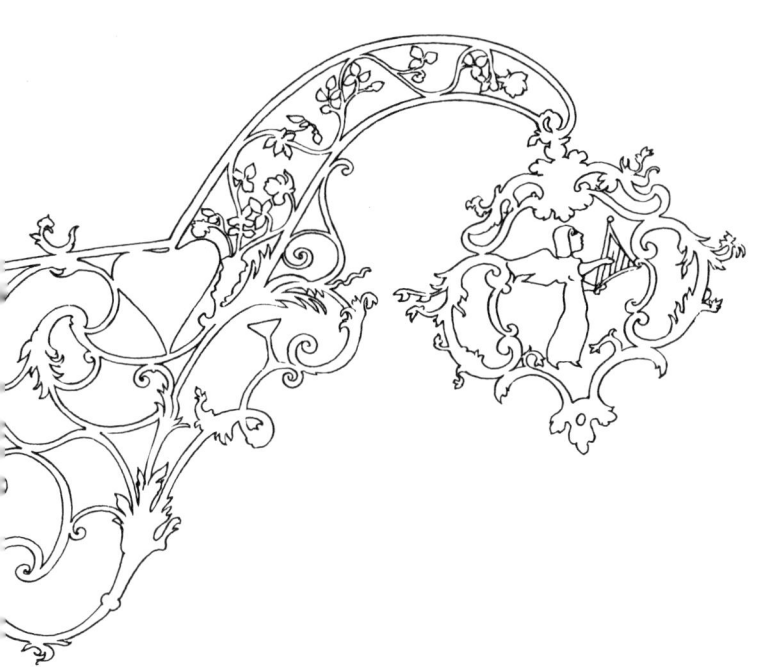

Hessen

ASSMANNSHAUSEN AM RHEIN

Hotel-Restaurant Krone

6224 Aßmannshausen, Rheinstraße 10
Telefon (0 67 22) 22 36

Anfahrt: von Wiesbaden auf B 42 in Richtung Koblenz,
27 km
Parken: eigener Parkplatz beim Haus
Geöffnet: täglich bis 24 Uhr; von Mitte November bis
Mitte März geschlossen
Milieu: traditionsreiches Haus mit gepflegt altmodischer
Einrichtung, zum Teil im Jugendstil
Platz: für 200 Personen
Nebenräume: für 15–60 Personen
Leitung: Josef und Ernst Hufnagel
Spezialitäten: Rehrücken nach Art des Hauses, Lamm-
rücken, Kalbsfilet; regional: frischer Rheinaal blau,
frischer Rheinsalm aus dem Sud, Rheinischer Sauer-
braten in Rosinensauce
Sonderangebote: Kinderteller
Weine: eigenes Weingut in Aßmannshausen mit berühm-
ten Rotweinen; Rhein- und Moselweine
Getränkespezialität: Roter Schäumender Prädikatssekt
Kronenkellerei Aßmannshausen

Aus meinem Reise-Notizbuch
Das Kleinod im Rheingau. Die einzelnen Häuser sind
aneinandergewachsen und nur an den verschiedenen
Dachformationen zu erkennen. Innen gehen die Räume
ineinander über. Wenn Sie jemals in diese Gegend kom-
men, müssen Sie dort essen und die Weine aus eigenem
Wachstum probieren. Was heißt probieren! Sie werden
sich einen Kiedricher Gräfenberg und dann einen
Aßmannshäuser Höllenberg zu Gemüte führen. Mit
Rehrücken in der Saison oder sonst Lammrücken mit
Kräutern. Es ist unmöglich, von diesem Haus nicht
fasziniert zu sein.

FRANKFURT AM MAIN

Weinhaus Brückenkeller

6000 Frankfurt, Schützenstraße 6
Telefon (06 11) 28 42 38 und 28 50 92

Lage: im Stadtzentrum, Nähe Alte Brücke
Anfahrt: über Mainkai
Parken: eigener Parkplatz beim Haus
Geöffnet: täglich, außer sonntags, von 18–1 Uhr; zu
    Messezeiten auch sonntags
Milieu: Wein- und Speiserestaurant in weiträumigen,
    anspruchsvoll eingerichteten Gewölbekellern
Platz: für 300 Personen
Nebenräume: für 20–80 Personen
Leitung: Franz Albert
Spezialitäten: Kalbsmedaillons Prinz Albert, Ragout
    Brückenkeller, Räucherhähnchen mit Weintrauben
    und Grillspeck, Kalbssteak Maria Theresia; regional:
    Ochsenbrust mit Frankfurter grüner Sauce, Frank-
    furter Pökelrippchen mit Weinkraut
Sonderangebote: Schonkostgerichte
Weine: 200 Sorten Konsum- bis Spitzenweine, vor allem
    von Rhein, Mosel, Saar, Ruwer
Biere: Pilsner Urquell, Frankfurter Flaschenbiere
Getränkespezialität: Kalte Ente

Aus meinem Reise-Notizbuch
Es gibt viele Rats-, Wein- und Brückenkeller in deutschen Städten. Qualitativ mal so, mal so. Der Frankfurter
Brückenkeller macht eine Ausnahme, eine gute. In
einen der wenigen erhaltenen Altstadtkeller – die Häuser darüber sind zerbombt oder abgerissen worden – steigt
man tief hinab und betritt ein kulinarisches Paradies.
Wer seinen Freunden und sich etwas Gutes tun will,
lädt sie in den Brückenkeller ein. Restaurateur Franz
Albert ist in erster Linie Weinfachmann. Auf seine
Weine können Sie sich verlassen. Das Essen läßt sich
kaum steigern. Besonders, wenn Sie Ihre speziellen
Wünsche deutlich kundtun. Bewundern Sie nicht nur
die versierten Kellner, sondern auch die Kunstschätze
an den Wänden.

Da Bruno

6000 Frankfurt, Elbestraße 15
Telefon (06 11) 23 34 16

Lage: im Stadtzentrum, Nähe Hauptbahnhof
Parken: 3 Parkhäuser, 200 m
Geöffnet: täglich, außer an Sonn- und Feiertagen, von
12–14.30 und von 18–22 Uhr; Mitte Juli bis Mitte
August geschlossen
Milieu: italienisches Restaurant, anspruchsvoll
Platz: für 50 Personen
Leitung: Bärbel Haasler
Spezialitäten: Canelloni, Scampi, Bollito misto con salsa
verde, Truthahn-Brust nach römischer Art, Zabaglione
alla Bruno und andere italienische Spezialgerichte
Weine: italienische Weine
Biere: Pilsner Urquell, Henninger

Aus meinem Reise-Notizbuch
Der leider verstorbene Commendatore Bruno war eine
imposante Erscheinung. Man zehrt auch als Gast noch
immer von seinem Renommée. Beste italienische Küche
der Luxuskategorie. Tisch vorher bestellen, weil oft sehr
besetzt. Natürlich die Liste der italienischen Spitzenweine.
Könnten dennoch etwas mehr sein. Hier muß sich jeder
wohl fühlen.

Französisches Restaurant
im Hotel Frankfurter Hof

6000 Frankfurt, Friedenstraße 12
Telefon (06 11) 2 02 51; Fernschreiber: 4 11 806 fra ho

Lage: im Stadtzentrum, bei der Kaiserstraße, Nähe
Schauspielhaus, Hauptwache, Roßmarkt
Parken: Parkhaus gegenüber
Geöffnet: täglich von 12–15 und von 19–23.30 Uhr
Milieu: Restaurant im Rahmen eines Hauses der Spitzen-
klasse

Platz: für 60 Personen
Nebenräume: zahlreiche Räume in allen Größen
Leitung: Reinhold Wilplinger
Spezialitäten: große Speisekarte mit Spezialgerichten aus
   der französischen Küche, vor allem aus der Provence
   und aus Lyon
Weine: reiche Auswahl an deutschen Qualitäts- und
   Spitzenweinen; eigene Frankhof-Kellerei in Hoch-
   heim am Main; Bordeaux-, Rhône- und Burgunder-
   weine
Biere: Pilsner Urquell, Henninger, Tuborg

Aus meinem Reise-Notizbuch
Dieses Flaggschiff des Steigenberger Hotelkonzerns hat
drei exzellente Restaurants. Neben dem von mir sehr
geliebten französischen Restaurant – in den Farben
Französischgrün, Weiß und Gold – sollten Sie auch den
Grill gleich nebenan versuchen und die Frankfurter
Stubb im Souterrain. Gerade letztere, volkstümlich deko-
riert, gehört zu den Lieblingsstätten feinschmeckerischer
Geschäftsleute. Aber auch meine Mutter ißt hier nach
dem Einkaufen gekochte Rinderbrust mit Frankfurter
grüner Sauce. Das Restaurant à la mode française geht
ganz auf Ihre Wünsche ein. Was Sie auch bestellen.
Besprechen Sie alles mit dem Oberkellner.

FRANKFURT AM MAIN

Restaurant Dell'Arte
im Frankfurt Intercontinental

6000 Frankfurt, Wilhelm-Leuschner-Straße 43
Telefon (06 11) 23 05 61; Fernschreiber: 4 13 639

Lage: am Mainufer, Nähe Hauptbahnhof
Parken: in den umliegenden Straßen; Tiefgarage
Geöffnet: täglich von 12–15 und von 18–23 Uhr
Milieu: Restaurant im Rahmen eines Hauses der Spit-
   zenklasse
Platz: für 130 Personen
Nebenräume: zahlreiche Räume in allen Größen
Leitung: Werner Rösch
Spezialitäten: Hummercocktail dell'Arte, geeiste Melone
   mit französischem Pfefferschinken, Rahmsuppe von

Königskrebsen mit Kaviarsahne; Seezungenfilet Werner, Madagaskar-Pfeffersteak, flambierte Kalbsnieren in Whiskysahne, gespickter Rehrücken Schwarzwälder Art

Sonderangebote: Schonkost- und Diätgerichte auf Bestellung, Kinderteller

Weine: gute Auswahl an deutschen Qualitäts- und Spitzenweinen; Burgunder- und Bordeauxweine

Biere: Pilsner Urquell, Henninger, Spaten, Dortmunder Union vom Faß; Guinness Stout, Tuborg

Aus meinem Reise-Notizbuch
Werner Rösch führt dieses Restaurant, Eingeweihten sagt dieses genug. Karl Theodor Walterspiel, mehrjähriger Direktor des großen Hauses am Main, widmete seinem Herrn Rösch eine eigene Kreation nämlich »Seezunge Werner«. Das Service wird von erfahrenen Kellnern der »alten Schule« geleitet, mit denen Sie alle kulinarischen Probleme besprechen können. Ein guter junger Küchenchef. An bestimmten Tagen kalt-warme Buffets mit Spezialitäten aus dem Repertoire der ausländischen Intercontinental-Hotels.

FRANKFURT AM MAIN

Grillrestaurant im Parkhotel

6000 Frankfurt, Wiesenhüttenplatz 28—38
Telefon (06 11) 23 05 71; Fernschreiber: 04—12 808

Lage: im Stadtzentrum, Nähe Hauptbahnhof
Parken: eigener Parkplatz beim Haus
Geöffnet: täglich von 12—24 Uhr
Milieu: Grillrestaurant im Rahmen eines Hauses der Spitzenklasse; in der Parkstube rustikal und gediegen
Platz: für 70 Personen; im Sommer 50 weitere Plätze im Gartenrestaurant
Nebenräume: für 8—150 Personen
Leitung: Fred Eggert
Spezialitäten: reiche Auswahl an Vorspeisen; Gerichte vom offenen Grill; Wildgerichte; regional: Rindfleisch, Frankfurter grüne Sauce, Linsensuppe, Sauerkrautplatte

Sonderangebote: Schonkostgerichte, Kinderteller
Weine: gute Auswahl an deutschen, französischen, öster-
reichischen und Schweizer Weinen
Biere: Dortmunder vom Faß; Pilsner Urquell, Frankfurter, Münchner Biere

Aus meinem Reise-Notizbuch
Die Küche des Hauses hat große Tradition. Der Grillraum ist ein Ort, an dem man es sich mit anspruchsvollen
Freunden unbesorgt wohl sein lassen kann. Man wird
hier kulinarisch verwöhnt, ohne zu üppigen Ausgaben
verleitet zu werden. Die Parkhotel-Vorspeisen genießen
unter Küchenfachleuten Weltruhm. Im Herbst sind
Wildgerichte zu empfehlen. Der sympathische Direktor
pflegt das Image des Hauses behutsam auch nach den
Erweiterungen.

FRANKFURT AM MAIN

Schwyzer Hüsli

6000 Frankfurt, Mendelssohnstraße 56
Telefon (06 11) 74 88 17

Lage: im Westend
Anfahrt: über Bockenheimer Landstraße, Senckenberg-
Anlage, Friedrich-Ebert-Anlage
Parken: in den umliegenden Straßen
Geöffnet: täglich, außer sonntags, von 12–15 und von
18–22 Uhr; im Juli/August 3 Wochen geschlossen
Milieu: Schweizer Spezialitätenrestaurant
Platz: für 60 Personen; während der Messezeit Tisch-
bestellung dringend empfohlen
Leitung: Ernst und Hilma Immer
Spezialitäten: Pasteten in Teigkruste eigener Herstel-
lung; Steak Café de Paris; französische und Schweizer
Fleischspezialitäten; Wildgerichte
Sonderangebote: Schonkostgerichte auf Bestellung
Weine: reiche Auswahl an Schweizer Weinen; deutsche
und französische Weine
Biere: Pilsner Urquell, Tuborg

Aus meinem Reise-Notizbuch
Ein kleiner Eingang in einer Frankfurter Westendstra-
ße. Das »Schwyzer Hüsli« ist ein Ort für gastronomisch

Fortgeschrittene, der Raum an sich allerdings ohne weltbewegende Dekorationen. Eher in der Art der Pariser Edelbistros. Ernst Immer steht am Herd der kleinen Küche und ist hilfsbereit, wenn es um Kochkunst geht. Bestellen Sie ein Rumpsteak Café de Paris und wählen Sie unter dem reichhaltigen Angebot an Schweizer Weinen.

FRANKFURT AM MAIN

Taverne Royale

6000 Frankfurt, Goetheplatz 1, Ecke Junghofstraße
Telefon (06 11) 28 13 61

Lage: im Stadtzentrum, Nähe Hauptwache
Parken: Parkhaus in der Junghofstraße, 30 m
Geöffnet: täglich, außer sonntags, von 12–23 Uhr
Milieu: komfortables, üppig dekoriertes französisches
   Grillrestaurant
Platz: für 80 Personen; Tischbestellung drin-
   gend empfohlen
Nebenraum: Salon für 10–20 Personen
Leitung: Herbert Gömöri

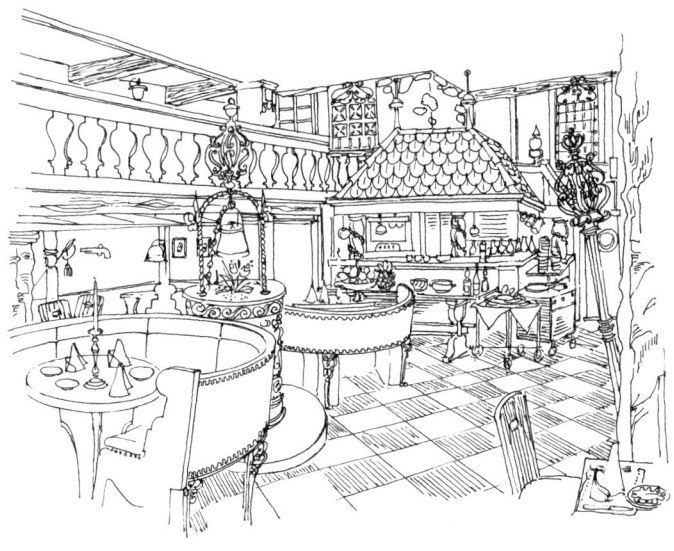

Spezialitäten: Meeresfrüchte, Fischgerichte, Weinbergschnecken, gratinierte Zwiebelsuppe, Nizza-Salat;
gebratene Forelle mit gerösteten Mandeln; Pfeffer-
topf bretonische Art, flambierte Gerichte
Weine: gute Auswahl an französischen Qualitätsweinen
Bier: Pils vom Faß

Aus meinem Reise-Notizbuch
Dieses Restaurant in Frankfurts Bankenviertel war vom
ersten Tag an ein voller Erfolg. Nicht nur die Dekorationen sind französisch − oder eher elsässisch? −, sondern
auch die Speiseauswahl und die Weine. Auf den gekalk-
ten Eichenbalken liegen edle Weine, die Lampen bestehen
aus Kavalleriehelmen, die Glastür hat einen Offiziers-
degen als Griff. Das klingt militant, doch ist der Wirt ein
echter Pazifist, wie er mir mehrfach versicherte.

GÖTZENHAIN BEI LANGEN

Gutsschänke Neuhof

6071 Götzenhain
Telefon (0 61 02) 32 14

Anfahrt: von Frankfurt auf B 3 oder B 46 über Neu-
Isenburg in Richtung Darmstadt, 15 km vom Stadt-
zentrum
Parken: eigener Parkplatz beim Haus
Geöffnet: täglich von 10−24 Uhr
Milieu: komfortabel-rustikaler Zuschnitt
Platz: für 300 Personen; im Sommer 200 Plätze im
Garten
Nebenräume: für 15−80 Personen
Leitung: Dr. Egon Schumacher; Geschäftsführer:
Günter Pomorski
Spezialitäten: Vorspeisen vom Wagen; deutsche länd-
liche Gerichte aus der eigenen Gutsschlachterei; Wild-
gerichte, z. B. Rehrücken in Blätterteig, Fasan aus der
Gutsjagd; Fischgerichte, z. B. frische Forellen, fri-
scher Donauwaller, Seezunge in Bierteig gebacken;
Spargelgerichte
Sonderangebote: Schonkostgerichte, Diätgerichte auf
Bestellung, Kinderteller
Weine: eigenes Weingut C. Schumacher in Herxheim an

der Weinstraße; eigener großer Weinkeller mit allen Provenienzen

Biere: Pilsner Urquell, regionale Biere

Aus meinem Reise-Notizbuch
Daß Dr. Schumacher seinen gastronomischen Betrieb als »Gutsschänke« bezeichnet, ist ein liebenswürdiges Understatement, wie man es in dieser Branche nur selten antrifft. Viele Häuser mit pompösem Exterieur gäben etwas darum, nur einmal den noblen Wagenpark vor der Tür zu haben, den die Gäste des Neuhofs dort täglich geboten bekommen. Und man muß wohl schon eine Persönlichkeit mit barockem Einschlag sein wie der Besitzer, um einen Betrieb dieser Größenordnung mit so leichter Hand und konstanter Qualität führen zu können.

KARLSHAFEN (WESER)

Hotel zum Schwan

3522 Karlshafen, Conradistraße 3–4
Telefon (0 56 72) 1 29

Anfahrt: Autobahn Hannover–Kassel, Ausfahrt Nörten/Hardenberg, auf B 241 über Uslar, 50 km; Ausfahrt Hannoversch-Münden, auf B 80 in Richtung Höxter, 45 km

Parken: in den umliegenden Straßen

Geöffnet: täglich von 11.30–14 und von 18–21 Uhr (warme Küche); von Mitte Dezember bis Mitte Februar geschlossen

Milieu: sehr kultivierte, traditionsreiche Atmosphäre; Barock-Speisesaal

Platz: für 100 Personen; im Sommer Terrasse und Garten

Nebenräume: für 10–20 Personen

Leitung: Klaus Rothaus

Spezialitäten: Perlhuhn nach Weinhändler Art, gespickte Rehnüßchen mit Pfifferlingen und Steinpilzen, Diemel-Aal in Dillsauce, Mastkalbssteak nach Art des Hauses; regional: hessischer Speckpfannkuchen, Rinderbrust mit Kasseler grüner Sauce

Sonderangebote: Schonkostgerichte, Kinderteller

Weine: Spitzengewächse aus allen deutschen Anbaugebieten; große Auswahl an Burgunder- und Bordeauxweinen

Biere: Pilsner Urquell, Pschorr, regionale Biere

KASSEL

Restaurant Däche

3500 Kassel, Obere Königsstraße 4
Telefon (05 61) 1 37 61

Lage: im Stadtzentrum, zwischen Königsplatz und Friedrichsplatz
Parken: Parkhaus 30 m
Geöffnet: täglich von 10–24 Uhr
Milieu: behaglich eingerichtetes Spezialitätenrestaurant
Platz: für 90 Personen
Nebenräume: mehrere, mit Platz für insgesamt 180 Personen
Leitung: Karl Brunnengräber und Walter Egerer
Spezialitäten: Bärentatzensuppe, Beef Tea mit Filetwürfeln, Mexikanisches Pfeffersteak, Lendenschnitten Woronzeff; regional: Kasseler Speckkuchen
Sonderangebote: Schonkostgerichte, Kinderteller
Weine: gute Auswahl aus sämtlichen deutschen Anbaugebieten
Biere: Pils vom Faß; Pilsner Urquell, Diät-Pils
Getränkespezialität: Olympia-Cocktail

Aus meinem Reise-Notizbuch
Ein hervorragendes Restaurant mit zwei Inhabern, die ihrerseits hervorragende Meister ihres Faches sind. Sie standen früher gemeinsam am gleichen Herd eines der besten Gourmet-Restaurants in Europa und haben sich dann gemeinsam in Kassel selbständig gemacht. Seitdem ist Kassel um eine exzellente Küche reicher. Beide Küchenchef-Inhaber sind kulinarische Experimentierer, so daß Sie dort auf Anfrage immer Überraschungen erleben können. Wenn Sie wollen, etwa eine Bärentatzensuppe, eine Wels-Suppe oder Pfeffersteaks mit grünen, unreifen Pfefferkörnern.

KÖNIGSTEIN (TAUNUS)

Weinrestaurant Leimeister

6240 Königstein, Hauptstraße 27
Telefon (0 61 74) 28 37

Anfahrt: von Frankfurt über westliche Ausfallstraßen in
Richtung Taunus, ca. 20 km; von Wiesbaden über
Ausfahrt Wiesbaden-Niedernhausen der Autobahn
Frankfurt–Köln, 25 km
Parken: Parkplatz in unmittelbarer Nähe
Geöffnet: täglich, außer mittwochs, von 11–15 und von
17–24 Uhr; Mitte Juli–Mitte August geschlossen
Milieu: Weinrestaurant mit rustikaler Note und traditionsreicher Atmosphäre
Platz: für 150 Personen
Leitung: Gottfried und Maria Leimeister
Spezialitäten: Entrecôte Maître Rôtisseur; frische Krebsschwänze in Dill; lebendfrische Fische (Karpfen, Aale,
Schleie) aus dem eigenen Bassin; Wild- und Geflügelgerichte
Sonderangebote: Schonkostgerichte auf Bestellung
Weine: naturreine Weine aus allen Anbaugebieten, vor
allem Rheingau-Weine
Biere: Paulaner, Veltins Pils

Aus meinem Reise-Notizbuch
»Essen nach Maß« müßte man Gottfried Leimeisters
Küche überschreiben. Er hat beste Beziehungen zu guten
Braten und Steaks und bemüht sich, den Gästen persönliche Wünsche zu erfüllen. Fremdländische Gerichte findet man hier nicht. Die Erdbeer- und die Spargelsaison,
den Wildherbst und die Karpfenzeit sollte man im Hause
Leimeister nicht unbeachtet lassen.

KÖNIGSTEIN (TAUNUS)

Hotel-Restaurant
Sonnenhof

6240 Königstein, Falkensteiner Straße 7
Telefon (0 61 74) 50 33; Fernschreiber: 0 417 036

Anfahrt: von Frankfurt über westliche Ausfallstraßen in
Richtung Taunus, ca. 20 km; von Wiesbaden über
Eppstein, 25 km
Parken: eigener Parkplatz beim Haus
Geöffnet: täglich von 12–22 Uhr
Milieu: mit Stilmöbeln anspruchsvoll eingerichtetes Haus
Platz: für 100 Personen
Nebenräume: für 100 Personen
Leitung: Willy Keller
Spezialitäten: Spezialgerichte aus 15 Ländern, darunter
aus Indien, Rußland, China, Japan; Hausfrauen-
gerichte im Topf; verschiedene Braten; hausgebeizter
Schwedenlachs mit Eismeerrettich; Hechtklöße in Dill;
Paella für zwei Personen, Kalbsnieren in Sherry,
Lammrücken, Polnische Rindertaschen; regional: Fi-
let von hausgeräucherten Taunusforellen, Sauerbraten
mit Spätzle, Wilderer-Schweinskeule, heißer Zwiebel-
kuchen
Sonderangebote: Schonkostgerichte, Sonderkarte für Diät
Weine: reiche Auswahl an deutschen Weinen aus den
besten Lagen; Burgunder- und Bordeauxweine
Bier: Pilsner Urquell vom Faß

Aus meinem Reise-Notizbuch
Das alte Haus war früher Sommerresidenz der Familie
Rothschild. Jetzt sind sehr moderne Bauwerke angefügt
worden. Die Gartenanlagen sind bezaubernd. Die Gäste
sind international, weshalb auch so viele ausländische
Gerichte geboten werden. Trotzdem gibt es einfache
deutsche Speisen, die sich in letzter Zeit immer größerer
Beliebtheit erfreuen.

NEU-ISENBURG

Alter Haferkasten

6078 Neu-Isenburg, Löwengasse 23–25
Telefon (0 61 02) 3 60 59

Anfahrt: von Frankfurt-Innenstadt über B 3 in Richtung Darmstadt, 7 km
Parken: in den umliegenden Straßen
Geöffnet: täglich, außer montags, von 12–15 und von
18–23 Uhr

Milieu: italienisches Restaurant, familiär
Platz: für 50 Personen; im Sommer 40 Plätze im Garten
Leitung: Luciano Arisi
Spezialitäten: Scampi Provinciale, Tagliatelle Alfredo,
    Whisky-Steak, Florentiner Steak, Risotto al Spumante
Weine: italienische Weine
Biere: regionale Biere

Aus meinem Reise-Notizbuch
Man muß die Adresse genau kennen, sonst würde man
am »Haferkasten« vorbeigehen. Die Umgebung besteht
aus Apfelweingaststätten. Innen noch kleiner, als man
draußen schon vermutet. Auf jeden Fall Tisch bestellen
oder nicht enttäuscht sein und wiederkommen. Kompro-
mißlos italienisch. Allein die Salate lohnen den Besuch.

OESTRICH (RHEINGAU)

Hotel-Restaurant Schwan

6227 Oestrich, Rheinallee 5
Telefon (0 67 23) 8 01

Anfahrt: von Wiesbaden auf B 42 in Richtung Ober-
    lahnstein, 18 km

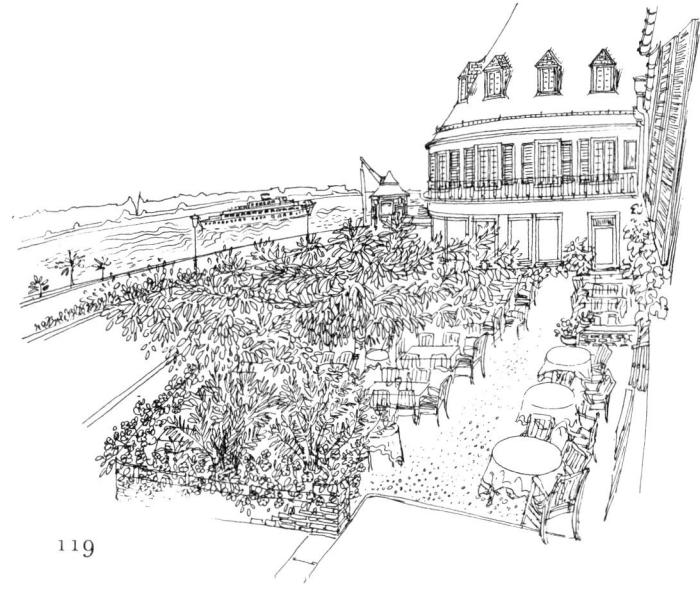

Parken: eigener Parkplatz beim Haus
Geöffnet: täglich durchgehend; im Dezember und Januar
geschlossen
Milieu: zeitlos-komfortables Speiserestaurant
Platz: für 250 Personen; im Sommer große Terrasse zum
Rhein
Nebenräume: für 20–100 Personen
Leitung: Dr. Werner Wenckstern
Spezialitäten: frisch geräucherter Rheinlachs, Rheinsalm
gekocht oder vom Grill; gespickter Rehrücken Baden-
Baden, Wildschweinrücken; regional: Rheingauer
Cremesuppe mit frischen Kräutern; Rheinischer
Sauerbraten
Sonderangebote: Schonkostgerichte
Weine: alle Spitzenweine aus dem Rheingau; eigenes
Weingut in Oestrich (Oestricher Lenchen)
Bier: Pilsner Urquell

Aus meinem Reise-Notizbuch
Unmittelbar am Rheinufer, auf einer Terrasse, können
Sie frische Fische essen. Nicht aus dem Rhein, der gerade
an Ihnen vorbeifließt, sondern von weiter südlich.
Oestrich hat gute Weine, versuchen Sie anfangs die
Weine des eigenen Wachstums, wechseln Sie dann über
zu den anderen Edelkreszenzen des Rheingaus. Sie
befinden sich im Herzen der wohl berühmtesten Wein-
berge Deutschlands.

TRENDELBURG (REINHARDSWALD)

Trendelburg
Burghotel-Restaurant

3526 Trendelburg
Telefon (0 56 75) 31 23 13

Anfahrt: von Kassel auf B 83 in Richtung Höxter, 34 km
Parken: im Burghof, an der Burgmauer, vor der Burg
Geöffnet: täglich durchgehend; im Dezember und Januar
geschlossen
Milieu: Weinstube in der ehemaligen Schloßkapelle,
Kaminturmstube, Schloß-Restaurant, typische Burgen-
romantik

Platz: für 200 Personen; im Sommer Gartenlokal und
   Terrasse
Nebenräume: für 25–50 Personen
Leitung: Hans-Ludwig v. Stockhausen
Spezialitäten: Forellen in verschiedenen Zubereitungen;
   Flammendes Ritterschwert; Arme Ritter; regional:
   hessischer Original-Kochkäse
Sonderangebote: Schonkostgerichte, leichte Kost für den
   Kraftfahrer, Seniorenteller, Kinderteller
Weine: reiche Auswahl an deutschen, vor allem badischen
   und württembergischen Weinen, und an französischen
   Rotweinen; aus dem Burgverlies – ausgesuchte Lagen
   von Rhein und Mosel
Biere: Pilsner Urquell, regionale Flaschenbiere

Aus meinem Reise-Notizbuch
Als ich kürzlich mal wieder in der Nähe war, wollte ich
meine Geschäftsfreunde in die Trendelburg verführen.
Allgemeine Abwehr. »Die ist für eine Mahlzeit unter
Terminnot zu schade.« Dafür sollten Sie sich also Zeit
nehmen. Hoffentlich kommen Sie abends an, damit Sie
dort auch übernachten können. Dann haben Sie nämlich
den doppelten Genuß.

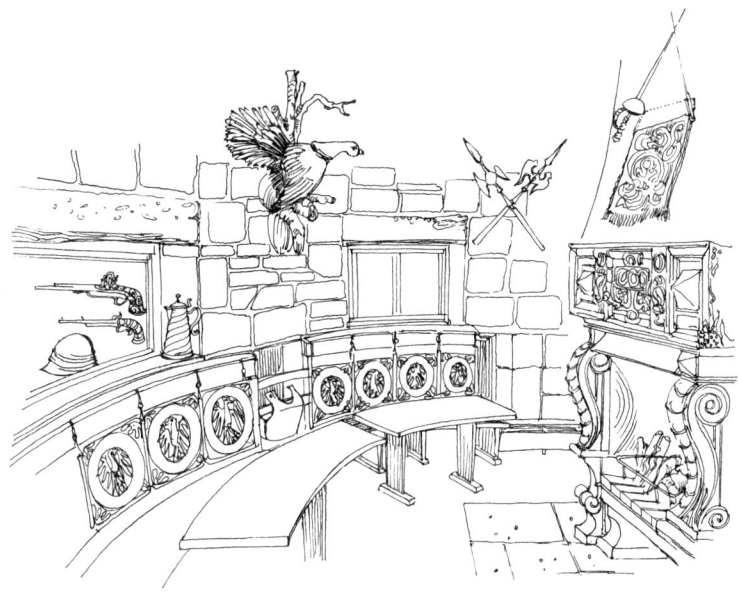

Weinrestaurant Mutter Engel

6200 Wiesbaden, Bärenstraße 5
Telefon (0 61 21) 30 10 44

Lage: im Stadtzentrum, zwischen Kaiser-Friedrich-Platz
und Kaiser-Friedrich-Bad
Anfahrt: über Wilhelmstraße, Langgasse
Parken: in den umliegenden Straßen; Parkhaus 100 m
Geöffnet: täglich von 11—15 und von 17.30—23 Uhr
Milieu: gutbürgerliches, kultiviertes Weinrestaurant
Platz: für 70 Personen
Nebenraum: kleiner Salon mit 20 Plätzen
Leitung: Carl Kesseler
Spezialitäten: Kalbsrückensteak Mutter Engel, Ostpreu-
ßisches Storchennest, Schlemmerplatte; Wild- und
Fischgerichte; Crêpes Suzette, Crêpes Suchard
Sonderangebote: Schonkostgerichte
Weine: Originalabfüllungen bekannter Weingüter
Biere: Pilsner Urquell, Königsbacher Pils, Tuborg

Aus meinem Reise-Notizbuch
Die Seele des vornehmen Restaurants ist Carl Kesseler.
Wie ein Wirbelwind sorgt er für die Gäste, von Tisch zu
Tisch. Das Restaurant ist oft besetzt, weil so begehrt.
Bei so erlesenen Weinen und Speisen möchte man länger
verweilen. Die Kellner haben dafür Verständnis. Hier
pflegt man verfeinerte Küche im französischen Stil.

Französisches Restaurant und Grill-Pavillon im Hotel Nassauer Hof

6200 Wiesbaden, Kaiser-Friedrich-Platz 3—4
Telefon (0 61 21) 3 96 81; Fernschreiber: 4 186 847

Lage: im Stadtzentrum, gegenüber dem Kurpark, Staats-
theater, Spielkasino
Parken: eigener Parkplatz beim Haus, Garagenhof

Geöffnet: französisches Restaurant täglich von 12–15
und von 18.30–23 Uhr; Grill-Pavillon täglich von
17–1 Uhr
Milieu: kultivierte Kur-Atmosphäre im Rahmen eines
Hauses der Spitzenklasse
Platz: für 80 Personen im Restaurant, für 60 Personen
im Grill-Pavillon
Nebenräume: zahlreiche Räume in allen Größen
Leitung: R. Müller
Spezialitäten: feinste internationale Küche; Grill-
Gerichte
Weine: Spitzenweine aus deutschen und französischen
Anbaugebieten
Biere: deutsche und ausländische Flaschenbiere; im Grill-
Pavillon König Pils vom Faß

Aus meinem Reise-Notizbuch
Wiesbaden hat einen Ruf als Kongreßstadt. Die Höhe-
punkte finden in den Grand Hotels statt, deren Küchen
allen Anforderungen gewachsen sein müssen. Deshalb
bietet das Haus hauptsächlich Normgerichte, wenig Aus-
gefallenes. Aber alles gut und besser. Rheingauweine
spielen in Wiesbaden natürlich die Hauptrolle.

Weitere empfehlenswerte Lokale zum Ausprobieren

BENSHEIM

Restaurant im Kurhotel Krone
Darmstädter Straße 168 (Auerbach), Tel. (o 62 51) 70 81

Sickinger Hof
Rodensteinstraße 30, Tel. (06 51) 31 39

DARMSTADT

Weinmichel
Schleiermacherstraße 8, Tel. 2 67 00

Ristorante Tonini
Dieburger Straße 73, Tel. 4 55 01; italienische Küche

DILLENBURG

Hotel-Restaurant Dillenburg
Bismarckstraße 2, Tel. (o 27 71) 62 80

FRANKFURT

Alt-Kopenhagen
Steinweg-Passage, Tel. 28 54 77; Fischgerichte

Bamberger Hof
Kelsterbacher Straße 14 (Niederrad), Tel. 67 13 51

Börsenkeller
Schillerstraße 11, Tel. 28 11 15

Bratwurstglöckl
Weißadlergasse 15, Tel. 28 37 79

Churrasco
Am Domplatz 6, Tel. 28 48 04

Dippegucker
Am Eschenheimer Turm, Tel. 55 19 65

Drei Gauchos
Hochstraße 51, Tel. 28 10 22

Heyland's Weinstube
Kaiserhofstraße 7, Tel. 28 48 40

Milano
Alte Rothofstraße 8, Tel. 28 30 72

Mövenpick - Rôtisserie Baron de la Mouette
Opernplatz 2, Tel. 28 78 57

Mövenpick
Main-Taunus-Einkaufszentrum, Tel. 31 00 01; Restaurant und Rôtisserie

Peking
Kaiserstraße 15, Tel. 28 85 72; chinesische Küche

Rheinpfalz-Weinstuben
Gutleutstraße 1, Tel. 23 38 70

Tai-Tung
Fürstenberger Straße 179, Tel. 55 21 30; chinesische Küche

Uhland-Eck
Ostendstraße 30, Tel. 44 72 37

GIESSEN

Schwaabs Weinstuben
Seltersweg 11, Tel. 7 75 25; auch chinesische Gerichte

Hotel-Restaurant Steinsgarten
Bergstraße 20, Tel. 3 10 66

HATTENHEIM (Rheingau)

Zum Krug
Hauptstraße 34, Tel. (0 67 23) 28 12

KASSEL

Ratskeller
Obere Königsstraße 8, Tel. 1 68 90

Alt-Cassel im Hotel Reiss
Am Hauptbahnhof, Tel. 1 63 03

Restaurant im Schloß-Hotel Wilhelmshöhe
Schloßpark 2 (Wilhelmshöhe), Tel. 3 00 61

KÖNIGSTEIN im Taunus

La bonne Auberge
Limburger Straße 14, Tel. (0 61 74) 42 95

Michelangelo
Limburger Straße 18, Tel. (o 61 74) 56 35

KRONBERG im Taunus

Weinstube zur Kugel
Mauerstraße 14, Tel. (o 61 73) 47 25; nur abends

LÄMMERSPIEL bei Offenbach

Waitz (Engel)
Tel. (o 61 08) 61 08

BAD NAUHEIM

Hilberts Parkhotel
Kurstraße 2, Tel. (o 60 32) 3 19 45

NEU-ISENBURG bei Frankfurt

Ammerländer Schinkenkrug
Frankfurter Str. 1, Tel. (o 61 02) 42 76; Spezialitäten:
Ammerländer Schinken, Räucheraal, Tee auf ostfriesische
Art

Forsthaus Gravenbruch
Neu-Isenburg 2, Tel. (o 61 02) 55 71

WIESBADEN

Schloß-Hotel Grüner Wald
Marktstraße 10, Tel. 3 95 11

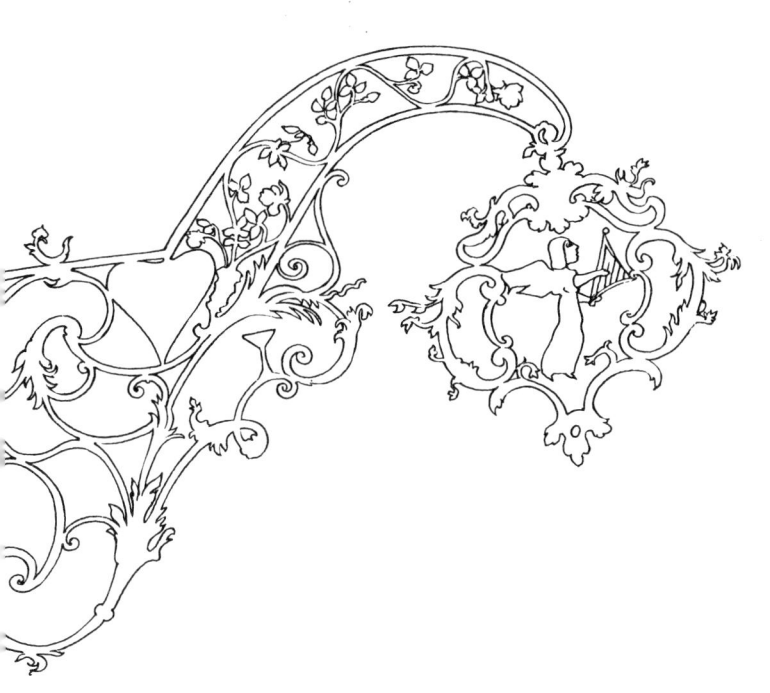

Baden-
Württemberg

ACHERN (SCHWARZWALD)

Hotel Götz »Sonne-Eintracht«

7590 Achern, Hauptstraße 11
Telefon (0 78 41) 50 55

Anfahrt: Autobahn Frankfurt–Basel, Ausfahrt Achern,
3 km; von Baden-Baden auf B 3 in Richtung Offen-
burg, 26 km
Parken: eigener Parkplatz hinter dem Haus
Geöffnet: täglich von 7–24 Uhr
Milieu: im Stil einer badischen Weinstube, komfortabel
und behaglich
Platz: für 150 Personen
Nebenräume: für 20–50 Personen
Leitung: Karl Götz
Spezialitäten: Rheinaal in Dillsauce, gedünstete Seezunge
in Weißweinsauce, Froschschenkel; geschnetzeltes
Kalbfleisch Zürcher Art, Truthahnschnitzel; Spargel-
gerichte; Wildgerichte; regional: Schwarzwaldforelle,
Schwarzwälder Bauernschinken
Sonderangebote: Schonkostgerichte
Weine: gute Auswahl an deutschen und französischen
Weinen; Spezialausschank badischer Winzergenossen-
schaften
Bier: Riegeler

Aus meinem Reise-Notizbuch
An der Hauptstraße, schmuck und sauber. Von der
Straße sieht man die Köche hinter großen Glasscheiben
kochen. Das kann sich nur ein Wirt erlauben, der seine
Leute in Weiß unter Kontrolle hat. Er steht selbst in der
Küche und dirigiert das geräumige Haus souverän. Neben
der Küche ein Marmor-Schwimmbad. Wichtig: Alle
Gerichte werden nach jahreszeitlichen Schwerpunkten
zubereitet. Hausspezialitäten gibt es demnach nur in der
betreffenden Saison.

AFTERSTEG-TODTNAU

Restaurant-Café Kupferkessel

7869 Aftersteg-Todtnau
Telefon (0 76 71) 4 18

Anfahrt: von Freiburg auf B 317 (Schauinslandstraße)
in Richtung Todtnau–Basel, 20 km
Parken: eigener Parkplatz beim Haus
Geöffnet: täglich ab 10 Uhr; warme Küche bis 22 Uhr
Milieu: Einrichtung im kultivierten, originalen Schwarz-
wälder Stil
Platz: für 100 Personen; im Sommer weitere Plätze auf
der Café-Terrasse
Leitung: Otto Seime
Spezialitäten: Kalbsmedaillon à la Maison; Fondue
Bourguignonne; Schweizer Käsefondue; Salzburger
Nockerln, flambierte Früchte, Torten aus der eigenen
Konditorei
Weine: Spitzenweine aus dem badischen Land
Biere: Reitterbräu Lörrach, Bitburger Pils

Aus meinem Reise-Notizbuch
Ich versuche meistens, außerhalb der Karte einen Imbiß
zu bestellen. Die Prunkspeisen passen nicht in mein Kon-
zept für Reisen durch den Schwarzwald. Es gibt auch
badische Gerichte und badischen Wein. Wer mit dem
Auto vorbeikommt, sollte auf jeden Fall hier haltmachen.

BADEN-BADEN

Schwarzwald Grill
in Brenner's Parkhotel

7570 Baden-Baden, Schillerstraße 4–6
Telefon (0 72 21) 2 30 01; Fernschreiber 7 84 339

Lage: im Stadtzentrum
Anfahrt: über Leopoldsplatz, Lichtentaler Straße, Ein-
gang Schillerstraße
Parken: eigener Parkplatz beim Haus; Garagen
Geöffnet: täglich von 12–14 und von 18.30–23 Uhr
Milieu: Grill-Lokal nach Schwarzwälder Art, im Rah-
men eines Hauses der Spitzenklasse
Platz: für 30 Personen
Nebenräume: zahlreiche Räume in allen Größen
Leitung: Wolfgang Geisse, Richard Schmitz
Spezialitäten: Wildterrine, Wildpastete, Salm en Surprise,
Poulet in Champagner; Omelette Stephanie, Sauer-
kirschen mit Nougat-Eis; Schwarzwaldforelle

Sonderangebote: verschiedene Schonkostgerichte im
   Hotel-Restaurant
Weine: reiche Auswahl an deutschen und französischen
   Weinen in Originalabfüllungen, Originalabzügen,
   Schloßabzügen; offene badische Weine
Biere: Dortmunder, Fürstenberg, Löwenbräu

Aus meinem Reise-Notizbuch
Dieses vornehme Haus am Kurpark ist ein Stück aus den
großen Zeiten deutscher Bäderkultur. Die Prominenten-
Gästebücher sind voll. Die Direktion sorgt für die Ver-
jüngung des Hauses. Die Restaurants und darunter der
hübsch dekorierte Grill sind etwas für Feinschmecker.
In der Küche walten Meister ihres Faches. Besondere
Beachtung verdient die Weinkarte.

BADEN-BADEN

Hotel-Restaurant Steigenberger Europäischer Hof

7570 Baden-Baden, Kaiserallee 2
Telefon (0 72 21) 2 35 61;
Fernschreiber: 7 84 388 eurho d

Lage: im Stadtzentrum, gegenüber dem Kurhaus
Parken: in der Kurhaus-Tiefgarage gegenüber
Geöffnet: täglich von 12–14.30 und von 19–22 Uhr
Milieu: vornehm und komfortabel, im Rahmen eines
   Hauses der Spitzenklasse
Platz: für 120 Personen
Nebenräume: Wintergarten, 2 Terrassenrestaurants
Leitung: Guy Bonnefoit; Küchenchef: Dieter Lugert
Spezialitäten: Schnecken in Burgunder; Fasanen-Terrine,
   Hechtklößchen in Dill, Forellensoufflé in Schaumwein,
   Lammnüßchen in Estragon, Kalbsrückensteak chez
   soi; regional: frisch geräucherte Schwarzwaldforelle,
   Schwarzwälder Schinken, Türkenlouis-Steak, Hirsch-
   filet in Blätterteig, Birne Markgraf von Baden
Sonderangebote: Schonkostgerichte, Reduktionskost
Weine: reiche Auswahl aus allen deutschen Anbaugebie-
   ten; Burgunder- und Bordeauxweine
Biere: Pilsner Urquell, Stuttgarter Hofbräu Herren-Pils,
   Fürstenberg Pils, Löwenbräu, Tuborg, Diät-Bier

Aus meinem Reise-Notizbuch
In diesem Restaurant kann man essen wie in der guten
alten Zeit. So gut, so vornehm, so elegant, so ungestört.
Vornehm sind auch die Kellner, ist auch der noch junge
Direktor, ein Franzose. Bei meinem ersten Besuch dort
sprach mich der Oberkellner auf einen internationalen
Preis an, der dem Küchenchef des Hauses gerade in
Italien überreicht worden war. Seine Augen strahlten
vor Stolz. Man sitzt entlang einer großen Fensterfront
und sieht auf Kurhausanlagen und Oos, das Flüßchen
Baden-Badens. Und man sieht auf die Flaneure der Kur-
promenade. In Baden-Baden gibt es sie noch. Was wäre
die Stadt ohne dieses Hotel?

BADEN-BADEN

Stahlbad

7570 Baden-Baden, Am Augustaplatz
Telefon: (0 72 21) 2 45 69

Lage: im Stadtzentrum, Nähe Leopoldsplatz, wenige
 Minuten zu Fuß
Parken: Parkplatz gegenüber; 2 Parkhäuser 50 m
 Entfernung
Geöffnet: täglich, außer Montag, von 9–24 Uhr
Milieu: intimes Spezialitätenrestaurant
Platz: für 55 Personen
Leitung: Willy und Elisabeth Schwank
Spezialitäten: Weinbergschnecken, Krebse, Gänseleber-
 krustenpastete, Hummer à la nage, Kaviar mit Reibe-
 kuchen; Kalbsnieren mit Trüffeln, Filetsteak Casa-
 nova, Pfeffersteak vom Reh, Tournedos Elisabeth mit
 Trüffelnudeln; regional: Rehsteak Baden-Baden,
 Kümmelsteak
Sonderangebote: Schonkostgerichte
Weine: badische und elsässische Spitzenweine; Schoppen-
 weine
Bier: Degler Pils
Getränkespezialität: Gin mit grüner Feige

Aus meinem Reise-Notizbuch
Für dieses Haus muß man Zeit mitbringen. Und Geld.
Denn Billiges gibt es nicht und würde auch gegen die

Sitte verstoßen. Wenn man gerade so schön bestellt hat und den ersten Schluck probiert, muß man sich vor Willy Schwank, dem Hausherrn in acht nehmen. »Hier habe ich noch etwas . . .« oder: »Und jetzt vielleicht ein kleines Dessert . . .« Dann wird's gefährlich. Er ist ein Verführer, und man ist nicht jeden Tag zu so ausführlichen Exkursionen ins Schlaraffenland aufgelegt. Sagen Sie lieber mal »danke« und kommen Sie möglichst bald wieder.

BREITNAU (HOCHSCHWARZWALD)

Kaiser's Tanne-Wirtshus

7821 Breitnau
Telefon (0 76 52) 6 44

Anfahrt: von Freiburg auf B 31 durch das Höllental nach Hinterzarten, von hier in Richtung Breitnau, 29 km
Parken: eigener Parkplatz beim Haus
Geöffnet: täglich, außer montags, durchgehend; vom 15. November −20. Dezember geschlossen
Milieu: gediegen-rustikal im Schwarzwälder Stil
Platz: für 90 Personen; im Sommer auf der Gartenterrasse 140 Plätze
Leitung: Hermann Kaiser
Spezialitäten: Wildgerichte aller Art; Schwarzwälder Spezialitäten aus der eigenen Räucherkammer; Spanferkel; Torten und Gebäck aus der eigenen Konditorei
Sonderangebote: Schonkostgerichte, Autofahrermenü, Kinderteller
Weine: gute Auswahl an badischen Weinen, vor allem Markgräfler und Kaiserstühler; offene Weine
Bier: Fürstenberg
Getränkespezialitäten: Zibärtle; echtes Kirschwasser

Aus meinem Reise-Notizbuch
Eine Idylle im Schwarzwälder Stil, umgeben von hohen Tannenbäumen. Der Kaiser-Wirt gibt sich sehr große Mühe. Ein »Einkehrhaus« für exzellente Wurstsorten und Schinken. Überhaupt viel gutes Hausgeräuchertes. Die Weine trinken sich gerade offen flott weg.

BÜHL (BADEN)

Gaststätte auf Burg Windeck

7580 Bühl, Kappelwindeckstraße 104
Telefon (0 72 23) 2 36 71

Anfahrt: von Baden-Baden über Schwarzwald-Hoch-
  straße, 25 km; Autobahn Frankfurt–Basel, Ausfahrt
  Bühl, über Bühl, 8 km
Parken: eigener Parkplatz beim Haus
Geöffnet: täglich, außer dienstags, von 10–24 Uhr; im
  Januar geschlossen
Milieu: typische Ritterromantik, komfortabel
Platz: für 120 Personen; 80 Plätze im Garten
Nebenraum: für 50 Personen
Leitung: Klaus und Maria Schwab
Spezialitäten: Weinbergschnecken; Schwarzwaldforellen;
  Wildgerichte aus eigener Jagd, z. B. Edelfasan
  Winzerin Art, Rehragout in Burgunder mit Wachol-
  derbeeren und hausgemachten Spätzle; Fondue
  Bourguignonne; regional: Schwarzwälder Schäufele,

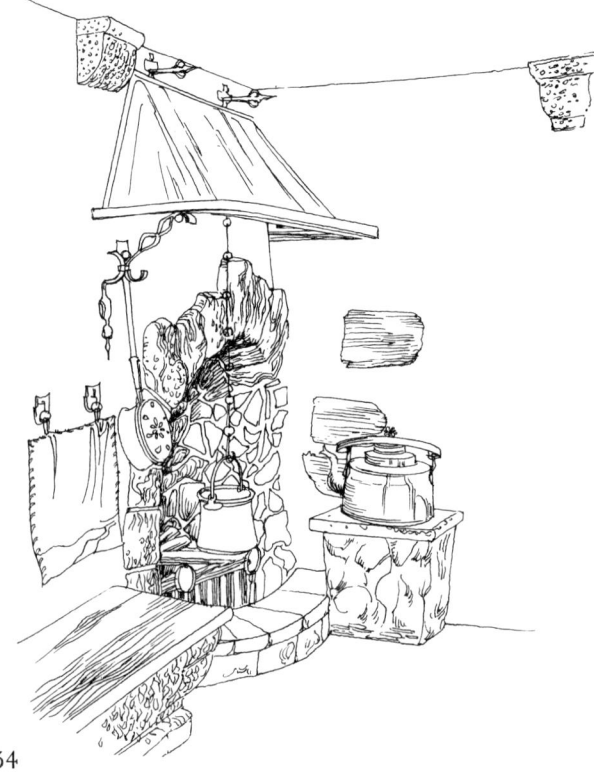

Schwarzwälder Bauernvesper, Bühler Rahmkäse mit
Holzofenbrot
Weine: Weingut bei der Burg; reiche Auswahl
an badischen Weinen; offene Weine
Biere: Pils, Export vom Faß
Getränkespezialität: Seldeneck Kirschwasser von 1953

Aus meinem Reise-Notizbuch
Eine kultivierte Ausflugsstätte. Es gibt viel zu foto-
grafieren. Und zu probieren. Die Burg ist von Weinbergen umgeben, und die Weine eigener Herstellung
gehören natürlich zum bevorzugten Repertoire. Die
regionalen Gerichte sind den anderen vorzuziehen.
»Schäufele« sind in Baden Schweineschultern, gebraten
und mit unterschiedlichen Beilagen und Saucen. Auch
kalt als weingerechter Imbiß zu empfehlen.

BÜHL (BADEN)

Die Grüne Bettlad

7580 Bühl, Blumenstraße 4
Telefon (0 72 23) 2 42 38

Anfahrt: Autobahn Frankfurt–Basel, Ausfahrt Bühl,
5 km
Parken: eigener Parkplatz vor und hinter dem Haus
Geöffnet: täglich, außer montags, bis 24 Uhr
Milieu: Weinstube im Schwarzwälder Stil
Platz: für 80 Personen
Nebenraum: für 15 Personen
Leitung: Ernst und Lilly Günthner
Spezialitäten: vorwiegend französische Küche, ergänzt
durch badische Spezialitäten; Zwiebelsuppe, flam-
bierte Kalbsnierchen, Weinbergschnecken, Wild-
gerichte, frische Forellen mit Mandeln; regional:
Schwarzwälder Schinken, Schwarzwaldforelle, Rou-
lade mit hausgemachten Spätzle, Linsen mit Spätzle,
Sauerkrautgerichte
Weine: aus allen deutschen Anbaugebieten, vor allem
badische Weine
Biere: König Pils, Dortmunder Union, Moninger
Getränkespezialität: Bocksbeutel »Stich-den-Buben«,
Riesling, Sonderabfüllung

Aus meinem Reise-Notizbuch
Ein kleines Bauernhaus in einer Nebenstraße von einer
Nebenstraße. Sie finden es trotzdem sofort. Und Sie
finden es sofort sympathisch. Der Wirt steht selbst in
der Küche. Die flambierte Kalbsniere gehört zur gastronomischen Pflichtübung. Wenn's beim Wein spät wird,
macht das gar nichts. Es gibt dort echte Himmelbetten.
Himmlisch! Das Ehepaar Günthner wird durch Sohn
Peter gut unterstützt. Eine lohnende Rast für den Gourmet unterwegs.

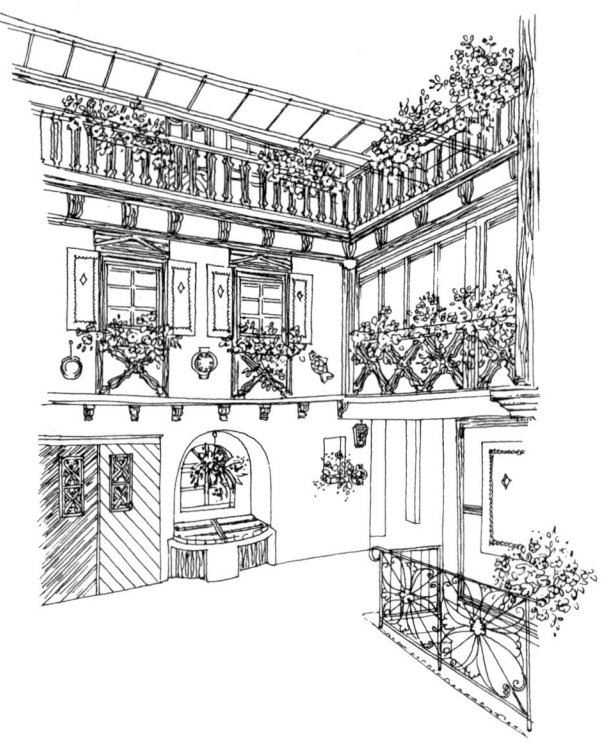

DOBEL (SCHWARZWALD)

Hotel-Restaurant Funk

7544 Dobel, Hauptstraße 32
Telefon (0 70 83) 20 77

Anfahrt: Autobahn Karlsruhe – Basel, Ausfahrt Ettlingen, in Richtung Herrenalb, 27 km; Autobahn Karls-

ruhe–Stuttgart, Ausfahrt Pforzheim, in Richtung
Herrenalb, 24 km
Parken: eigener Parkplatz beim Haus; Garagen
Geöffnet: täglich von 12–14.15 und von 18–21.15 Uhr
(warme Küche); November–Mitte Dezember geschlos-
sen
Milieu: gepflegte Schwarzwälder Rustikalität; Kamin-
zimmer im Windsor-Stil
Platz: für 150 Personen; im Sommer 150 Plätze auf der
Terrasse
Leitung: Familie Funk-Uttenreuther; Geschäftsführer:
Klaus-Peter Bullerkotte
Spezialitäten: Tomatensuppe Gordon Gin flambiert; re-
gional: frisch geräucherte Schwarzwaldforelle, junger
Fasan mit Wacholderrahmsauce, Hirschkalbsrücken
Grand Veneur, junge Wildente à l'Orange
Sonderangebote: Schonkostgerichte, Kinderteller
Weine: Spitzenweine aus Baden-Württemberg; Burgun-
der- und Bordeauxweine
Biere: Pilsner Urquell, lokale Biere

ETTLINGEN

Hotel-Restaurant Erbprinz

7505 Ettlingen, Rheinstraße 1
Telefon (0 72 43) 20 37; Fernschreiber: 7 826 742

Anfahrt: von Karlsruhe in Richtung Süden, 7 km;
Autobahn Frankfurt–Basel, Ausfahrt Karlsruhe-
Rüppur/Ettlingen, 2 km
Parken: eigener Parkplatz beim Haus
Geöffnet: täglich von 12–14.30 und von 18–22 Uhr
Milieu: traditionsreiches, kultiviertes Restaurant mit
internationaler Atmosphäre
Platz: für 180 Personen
Nebenräume: für 20–60 Personen
Leitung: Helmuth Gietz
Spezialitäten: Austern, Langusten, Hummer aux aro-
mates, Krebse à la nage, Hechtklöße mit Hummer,
hausgemachte Wachtel-Terrine, frische Salm-Pastete;
Poularde Estragon, Kalbsfilet mit Morchelsauce,
Lammrücken vom Holzkohlengrill; regional: hausge-
räucherte Schwarzwaldforellen-Filets, Rehrückensteaks

mit Edelpilzen und hausgemachten Spätzle; bürger-
liche Gerichte des Landes auf der Mittagskarte
Sonderangebote: Schonkostgerichte auf Bestellung
Weine: große Auswahl an deutschen und ausländischen
Spitzenweinen; badische Weine
Bier: Pils vom Faß

Aus meinem Reise-Notizbuch
Eine Hochburg der Feinschmeckerei. Es war Liebe auf
den ersten Blick mit diesem Hause und mit dem Ehepaar
Gietz. Diese Zuneigung dürfte ein ganzes Leben halten.
Unter Fachleuten ist der »Erbprinz« unbestritten
Deutschlands Paradehotel. Zusammen mit dem Ham-
burger »Vier Jahreszeiten«. Beide ähneln sich in der
Struktur und im Führungsstil. Es ist müßig, über
gastronomische Einzelleistungen von Küche und Keller
zu sprechen.

FREIBURG

Eichhalde

7800 Freiburg, Stadtstraße 91
Telefon (07 61) 5 48 17

Lage: im Zentrum des Stadtteils Herdern
Anfahrt: vom Stadtzentrum über Siegesdenkmal, Habs-
burgerstraße, ca. 5 Autominuten
Parken: auf dem Kirchplatz; in den Straßen der Um-
gebung
Geöffnet: täglich, außer montags, von 12–15 und von
18–23 Uhr (warme Küche)
Milieu: Spezialitätenrestaurant mit französischem
Einschlag, sehr persönliche Atmosphäre
Platz: für 36 Personen; Tischbestellung empfohlen
Nebenraum: für 26 Personen
Leitung: Hubert Freund
Spezialitäten: Salate eigener Komposition vom Wagen;
Beefsteak Tatar; Kalbssteak »Wie ich es selbst gern
esse«; Maharani-Topf mit Kalbsfilet auf Spezialreis;
Seezungenfilet Fra Diavolo mit Pilawreis; Tournedos
Anadyomène mit Risibisi und Artischockenherzen;
Mixed Grill Dschingis-Khan-Schwert; Eisfondue,
Chaffee Khan, Chapeau roussi; regional: Mark-
gräfler Vesper, Friburger Schweller mit ebes drin

Sonderangebote: Schonkostgerichte, alle Diätgerichte auf
  Bestellung, Kinderteller
Weine: badische Spitzenweine; Burgunder- und Bor-
  deauxweine
Bier: Feierling Pils vom Faß
Getränkespezialität: 1939er Vieux Calvados du Pays
  d'Auge, specialement reservé pour Monsieur Freund
  Eichhalde

Aus meinem Reise-Notizbuch
Den Weg müssen Sie erfragen. Ein roter Baldachin
kennzeichnet den Eingang. Der Gastraum ist klein. Die
Hausherrin serviert die Gerichte, die der Hausherr fast
im Alleingang in der Küche zubereitet. Die Auswahl ist
originell und zeigt eine sehr persönliche Handschrift.
Zum Schluß 30jähriger Calvados! Die Speisen sind apart
gewürzt, so daß Sie die schwereren Weine Badens hierzu
auswählen sollten.

FREIBURG

Ihringer Weinstuben
im Hotel Falken

7800 Freiburg, Am Rathaus
Telefon (07 61) 3 69 84

Lage: im Stadtzentrum, gegenüber dem Rathaus, Nähe
  Münsterplatz
Parken: öffentliche Parkplätze 50 m; Parkhaus 100 m;
  in den umliegenden Straßen
Geöffnet: täglich, außer sonntags; im August geschlossen
Milieu: im Schwarzwälder Stil, komfortabel, gemütlich
Platz: für 90 Personen
Nebenräume: für 12–25 Personen
Leitung: Fred Haas-Ihringer
Spezialitäten: frische Hummerschwänze am Spieß mit
  Sauce Tatar; Entrecôte Patron; Eurasischer Feuer-
  topf; regional: frische Bachforelle aus dem Birken-
  rauch; Wels in Ruländersud; Hammelhaxe im Kraut-
  kleid, Freiburger Storchennest, Elztäler Dillschleie,
  Badische Rübchen mit Schweinebauch, hausgemachte
  Rebhuhnpastete, Freiburger Salpicon, Scheiterhaufen
  in Kirschwasserflammen

Sonderangebote: Schonkostgerichte
Weine: eigenes Weingut in Achkarren am Kaiserstuhl;
  reiche Auswahl an badischen Weinen; Burgunder-
  und Bordeauxweine
Biere: Rothaus, Ganter
Getränkespezialität: Weinbrand aus 40 Jahre alten eigenen Weinen

Aus meinem Reise-Notizbuch
Es sind drei schmalbrüstige Häuser aus dem 14. und
15. Jahrhundert, die später zu einer Fassade verschmol-
zen wurden. Heute ein Schmuckstück des an alten Bau-
werken reichen Freiburg. Die Seele des Betriebes ist
Fred Haas, ein rühriger Mann in der Küche und im
Weinkeller. Sein besonderer Stolz sind ausgefallene Gerichte in badischer Art und die Weine seines eigenen
Weingutes in Achkarren.

FREIBURG

Zur Traube

7800 Freiburg, Schusterstraße 17
Telefon (07 61) 3 21 90

Lage: im Stadtzentrum, Nähe Münsterplatz
Parken: Parkhaus 300 m; in den umliegenden Straßen
Geöffnet: täglich, außer montags, von 12–15 und von
  18–24 Uhr; im Juli/August 3 Wochen geschlossen
Milieu: altbadische Weinstube, gemütlich
Platz: für 45 Personen
Leitung: Familie Kurt Strobel
Spezialitäten: feine Hechtklöße in Kräutersauce, Filet
  vom Rheinzander in Weißweinsauce und andere
  Fischgerichte; Hasenrücken, Rehrücken, Rehnüßchen,
  Hirschlende, gespickter Wildschweinrücken, Wild-
  geflügel
Weine: Spitzenweine badischer Weingüter und Winzer-
  genossenschaften; offene Weine
Biere: Pilsner Urquell, Fürstenberg

Aus meinem Reise-Notizbuch
Urgemütliche Kachelofenatmosphäre in einer kleinen
Gaststube. Es sitzen nur sympathische Leute dort, der

Wirt steht am Herd und die Wirtin an der Theke. Es be-
dienen ein weiser Kellner und eine junge Frau; man
kann dem Haus zu beiden gratulieren. Sie können aus-
nahmslos alles essen, was auf der Karte steht. Gute Auswahl badischer Kreszenzen, kleine und größere Tische,
jeder ist jedem gut gesonnen.

FRIEDRICHSRUHE (WÜRTTEMBERG)

Waldhotel Friedrichsruhe

7111 Friedrichsruhe
Telefon (0 79 41) 70 78; Fernschreiber: 7 4 498

Anfahrt: Autobahn Heilbronn–Weinsberg–Nürnberg,
Ausfahrt Öhringen, in Richtung Norden, 2 km
Parken: eigener Parkplatz beim Haus
Geöffnet: täglich durchgehend
Milieu: internationales Restaurant, anspruchsvoll, vor-
nehm; Jägerstube rustikal
Platz: für 300 Personen
Nebenraum: Schloß-Saal für 80 Personen
Leitung: Karl Zillert
Spezialitäten: Kalbslendenschnittchen Schloß Friedrichs-
ruhe; Wild- und Fischgerichte; regional: Hohenloher
Pfannenbrätle

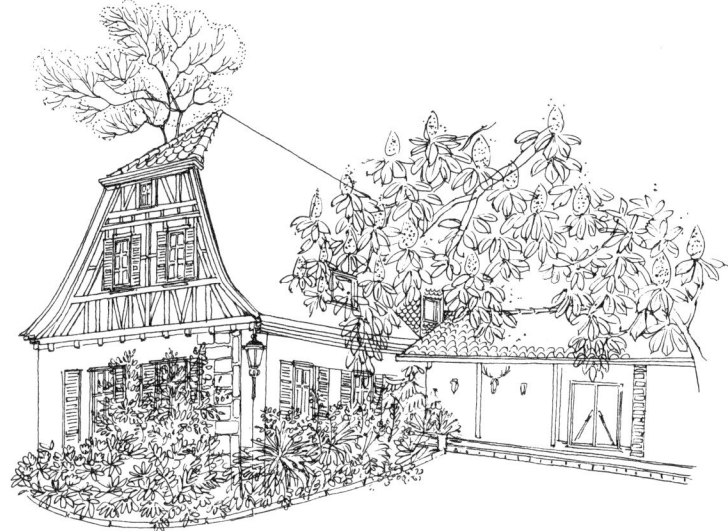

Sonderangebote: Schonkost- und Diätgerichte
Weine: deutsche und französische Weine aus allen großen
  Anbaugebieten; Weine aus der Fürst zu Hohenlohe-
  Öhringen'schen Schloßkellerei; eigenes Weingut in
  Verrenberg
Biere: Hohenloher, Pilsner Urquell, Fürstenberg, Berli-
  ner Weiße, Tuborg

Aus meinem Reise-Notizbuch
Heilbronn bietet verwöhnten Gaumen keine Sensation.
Heilbronner Gourmets und ihre Gäste lenken ihre Autos
deshalb in Richtung Öhringen nach Friedrichsruhe. Nahe
beim Hohenloher Schloß liegt ein Relais, das sich in den
letzten Jahren zum Parkhotel gemausert hat. Gemütliche
Zimmer und rustikale Trinkstube, eine Wintergarten-
Hotelhalle und ein Restaurant. Hier regiert die Küche
und in ihr Karl Zillert. Sicher kein einfacher Chef für
die Herren der weißen Zunft. Aber vorzügliche
Leistungen.

GLOTTERTAL (SCHWARZWALD)

Gasthaus zum Adler

7804 Glottertal
Telefon (0 76 84) 2 31

Anfahrt: von Freiburg auf B3 und B 294 in Richtung
  Freudenstadt bis zur Abzweigung ins Glottertal, 14 km
Parken: eigener Parkplatz beim Haus
Geöffnet: täglich, außer dienstags, durchgehend; im
  Februar geschlossen
Milieu: Landgaststätte im Schwarzwälder Stil, gemüt-
  lich und kultiviert
Platz: für 250 Personen
Nebenräume: Sebastiansstübli, Nebenzimmer
Leitung: Karl Linder
Spezialitäten: lebendfrische Bachforellen; Seezunge in
  Traminersauce; Saltimbocca; Spanferkel; Wild-
  gerichte; regional: frisch abgekochtes Schäufeli und
  Rippli (donnerstags), Badisches Ochsenfleisch (sams-
  tags), Bureplättli mit hausgemachter Wurst, Speck
  und Ziebätli-Schnaps aus eigener Brennerei; Kirsch-
  wassertörtli

Sonderangebote: Schonkostgerichte
Weine: badische Weine, vor allem Glottertäler vom eigenen Weingut, Kaiserstühler, Markgräfler, Ortenauer
Biere: Pschorr, Bitburger, Weizenbier, Alt
Getränkespezialitäten: Schnäpse aus eigener Brennerei

Aus meinem Reise-Notizbuch
Ein behäbiges, großes Bauernhaus an der Straße weiter ins Tal hinein. Habe dort schon morgens um 10 Uhr Glottertäler Weißherbst in Viertelen getrunken und dabei den Haustöchtern beim Tischdecken zugesehen. Ein großer, stolzer Besitz. Natürlich Schwarzwälder Spezialitäten vorrangig. Der hochgewachsene weißhaarige, aber jugendliche Adlerwirt spielt für liebe Gäste zum Abschied die Prunkorgel vor dem Haus. Fahren Sie an diesem Haus nicht vorbei.

GÖPPINGEN

Hotel-Restaurant Hohenstaufen

7230 Göppingen, Freihofstraße 64
Telefon (0 71 61) 7 34 84

Lage: im Stadtzentrum, neben der Marienkirche
Parken: im Hof; in den umliegenden Straßen; Parkhaus 250 m
Geöffnet: täglich außer samstags und dem letzten Sonntag im Monat, von 11−14.30 und von 17−24 Uhr
Milieu: Weinstuben im altdeutschen Stil
Platz: für 70 Personen
Nebenraum: für 80 Personen
Leitung: Rudi und Hanna Heer
Spezialitäten: Froschschenkel; große Auswahl an See- und Süßwasserfischen, z. B. Seezungen Jeannette, Filets von Bodenseefelchen in gekräutertem Mandelrahm; »Suppe ohne Namen«; Poulardenbrüstchen in Vin Jaune (Arbois) mit Morcheln; Orangen-Tomaten-Borschtsch, Pfeffersteak du Patron; regional: Oberschwäbisches Festtagssüpple, Schwäbische Maultaschen, Käs-Spätzle, Rinderspickbrätle, kleine Lendchen Stauferland mit Spätzle vom Brett
Sonderangebote: Schonkostgerichte

Weine: württembergische und badische Spitzenweine;
  Burgunder- und Bordeauxweine
Biere: Dinkelacker Pils vom Faß; Pilsner Urquell, König
  Pils, Diät-Pils
Getränkespezialitäten: Armagnac hors d'age; sehr alter
  Calvados; Eau de vie de Marc Corton Grancey; Stroh-
  Wein vom französischen Jura

Aus meinem Reise-Notizbuch
Hohenstaufen-Hotelier Rudi Heer gehört zu den »Rosi-
nen« im württembergischen Gastronomen-Kuchen. In
einer verwöhnten Umgebung gut aufzufallen, will was
heißen. Sein bescheidener Wirt scheut sich nicht, auch
einen Blick auf ausländische Speisekarten zu werfen und
in der heimischen Küche auszufeilen. Gerade diese Gerichte sollten Sie einmal probieren. Spätzle erhalten Sie
auch anderswo.

HÄUSERN (HOCHSCHWARZWALD)

Hotel-Restaurant Adler

7821 Häusern
Telefon (o 76 72) 3 24 und 20 41

Anfahrt: von Freiburg über Titisee, Schluchsee in Rich-
  tung Waldshut, 58 km; von Waldshut in Richtung
  Norden, 19 km
Parken: eigener Parkplatz beim Haus
Geöffnet: täglich von 9–24 Uhr; vom 15. November –
  ca. 15. Dezember geschlossen
Milieu: Haus und Einrichtung in anspruchsvoll kulti-
  viertem Schwarzwälder Stil
Platz: für 250 Personen
Nebenraum: für 25 Personen
Leitung: Erich und Lisa Zumkeller
Spezialitäten: Kalbsfilet Adlerwirts Art; Rehnüßchen
  Stephanie, Frischlingsrücken in Morchel-Rahm-Sauce,
  Fasan Försterin Art, Rehrücken Baden-Baden; regio-
  nal: Schwarzwaldforelle in verschiedenen Zubereitun-
  gen, Markgräfler Entenpastete, gekochte Ochsenbrust
  badische Art, Schwarzwälder Schäufele und Schlacht-
  platte, Schwarzwälder Kirschtorte
Sonderangebote: Schonkostgerichte

Weine: gute Auswahl an deutschen, französischen und
   Schweizer Weinen; Schwerpunkt badische Weine
Biere: Pils vom Faß; Alt, Diät-Bier

Aus meinem Reise-Notizbuch
Der »Adler« ist ein lehrreiches Beispiel dafür, wie man
aus einem Gasthof in wenigen Jahren durch hervorragende Leistungen ein renommiertes Hotel-Restaurant
machen kann. Jetzt steht dort an der Schwarzwaldstraße
ein imponierendes Haus mit Hallenschwimmbad. Das
Ehepaar Zumkeller sorgt sich dennoch immer noch um
jeden einzelnen Gast. Sonntags ist es dort sehr voll. Wo-
chentags haben Sie mehr von einem Besuch. Sie sollten
die hausgeräucherten Fleischspezialitäten probieren, die
Forellen und Wildgerichte. Befolgen Sie die persönlichen
Empfehlungen des Ehepaars Zumkeller.

HEIDELBERG

Kurfürstenstube
im Hotel Der Europäische Hof
Hotel Europa

6900 Heidelberg, Friedrich-Ebert-Anlage 1a
Telefon (0 62 21) 2 71 01; Fernschreiber: 4 61 840

Lage: im Stadtzentrum
Parken: eigener Parkplatz beim Haus; Garagen
Geöffnet: täglich von 11.30 − 15 und von 18.30 − 24 Uhr
Milieu: rustikal, im Rahmen eines Hauses der Spitzen-
   klasse
Platz: für 70 Personen; im Sommer 100 Plätze auf der
   Parkterrasse
Nebenräume: für 10−200 Personen
Leitung: Ernst F. von Kretschmann, Peter A. Rübartsch
Spezialitäten: Hongkong-Scampi in Whiskysahne; frische
   Forellenfilets englische Art; frische Imperial Austern
   in der Schale nach Rockefeller gratiniert; Hammel-
   kotelett Wellington; Kalbssteak Maxim; Wildschwein-
   braten in Haselnußsahne; gespickte Nüßchen vom
   Hirschrücken mit Williams-Birne überbacken; junger
   Fasan am Spieß Winzer Art
Sonderangebote: Schonkost- und Diätgerichte auf Bestel-
   lung, Kinderteller

145

Weine: deutsche Spitzenweine; große Auswahl an badischen Weinen
Biere: Fürstenberg vom Faß; deutsche Flaschenbiere

Aus meinem Reise-Notizbuch
Sehr soigniert, besonders die älteren Kellner, deren Typ auszusterben droht. Eine exquisite Küche, die auch kleinere Landesspezialitäten zu Offenbarungen werden läßt. Große Weinkarte mit Raritäten zu günstigen Preisen. Der getäfelte Raum mit Intarsien kommt den Weingenüssen sehr entgegen.

HERRENALB

Mönchs Posthotel

7506 Herrenalb, Doblerstraße 2
Telefon (0 70 83) 20 02

Lage: am Kurpark
Anfahrt: von Karlsruhe über Ettlingen, 26 km; von Baden-Baden über Gernsbach in Richtung Pforzheim, 22 km
Parken: eigener Parkplatz, Parkhalle
Geöffnet: täglich von 11.30–24 Uhr
Milieu: anspruchsvoll rustikal eingerichtete Räume

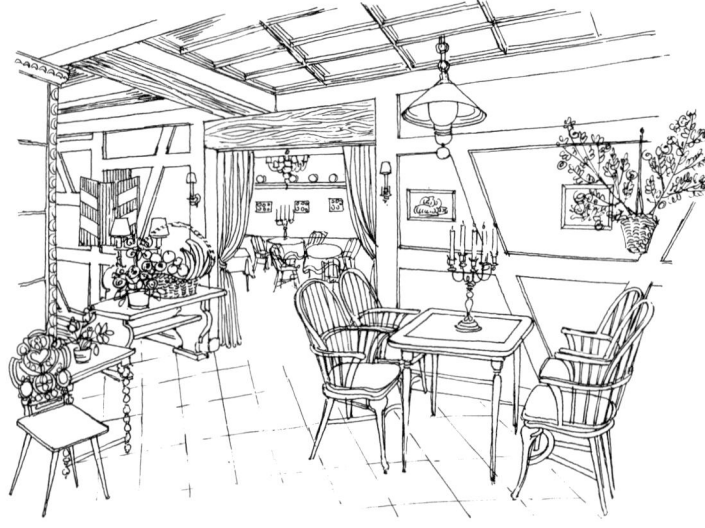

Platz: für 100 Personen; im Restaurant für Hotelgäste
weitere 100 Plätze
Nebenräume: für 10–50 Personen
Leitung: Werner Mönch; Geschäftsführer: Peter-Jörg
Clauss
Spezialitäten: Austern, Krebse, Hummer, Räucherlachs
frisch von der Seite; Wild und Wildgeflügel, haus-
gemachte Wildpastete; Lammrücken; regional: wa-
choldergeräucherte Schwarzwaldforelle, Schwarzwälder
Schinkenbrett
Weine: vor allem badische Weine; Fremersberger Feigen-
wäldchen Riesling, Originalabfüllung Klostergut
Fremersberg
Bier: Mönchs Klosterbräu Pils

Aus meinem Reise-Notizbuch
Ein sehr persönlich geführtes Haus. Man fühlt sich mehr
als geladener denn als zahlender Gast. Die Küche ist
badisch exzellent. Bleiben Sie ein paar Tage und genießen Sie den geheizten Swimming Pool im Garten. Wenn
Sie einen besonders soignierten Herrn im Hotel sehen:
das ist der Inhaber.

HINTERZARTEN (SCHWARZWALD)

Parkhotel Adler

7824 Hinterzarten
Telefon (0 76 52) 7 11–7 16; Fernschreiber: 7 72 692

Anfahrt: von Freiburg auf B 31 in Richtung Titisee,
25 km
Parken: eigener Parkplatz beim Haus
Geöffnet: täglich von 8–24 Uhr; November bis 20. De-
zember geschlossen
Milieu: Restaurant im Rahmen eines Hauses der Spitzen-
klasse, nach Schwarzwälder Art
Platz: für 350 Personen
Nebenräume: für 20–60 Personen
Leitung: Hellmut Riesterer
Spezialitäten: hausgemachte Pasteten und Galantinen;
klare Hummersuppe mit Blätterteig überbacken;
Lammsattel mit feinen Kräutern und Maiskuchen;
Vanille soufflé mit Himbeermark; regional: Flädle-

suppe, Bachforelle mit Lachsschaumklößchen in Riesling, Rehrücken Markgräfler Art; flambierte Schwarz-
waldfrüchte
Sonderangebote: Schonkostgerichte, Kinderteller
Weine: gute Auswahl aus den großen deutschen Anbaugebieten, vor allem badische Spitzenweine; Burgun-
der- und Bordeauxweine
Biere: Pilsner Urquell, Fürstenberg vom Faß; Münchner
Flaschenbiere, Carlsberg, Guinness Stout

Aus meinem Reise-Notizbuch
Das Haus war früher rein schwarzwälderisch. Heute
sind Anbauten dazugekommen, die internationalen
Hotelstil hineinbrachten. Alles gediegen und handwerk-
lich, versteht sich. Und die Speisen exzellent, wie die
Gäste. Die Familie Riesterer hat sich mit der Schweizer
Hotellerie verschwägert. Es ist ein Hauch von Schweizer
Wertarbeit, der das Haus umweht, mit einem Schuß
Mondänität.

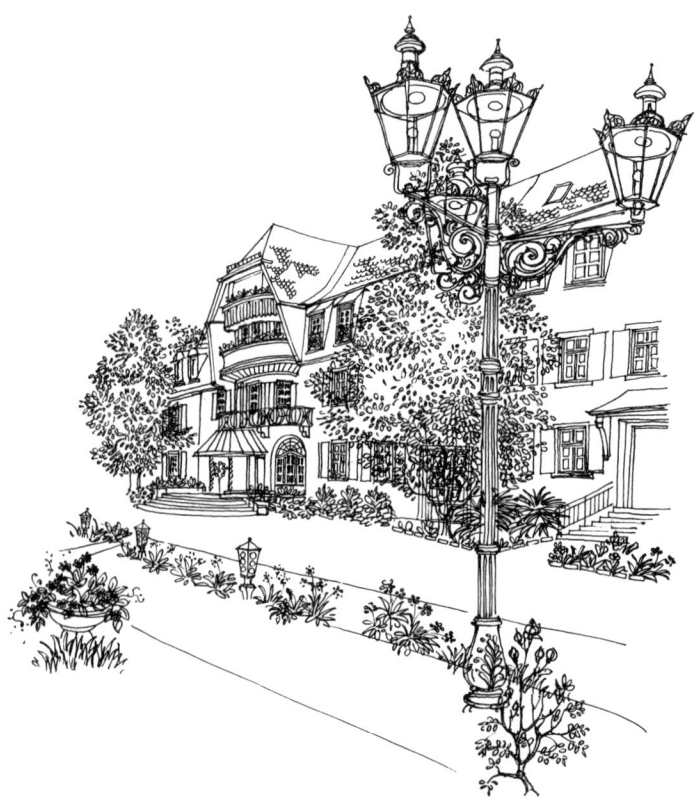

KONSTANZ

Insel-Hotel

7750 Konstanz, Auf der Insel 1
Telefon (0 75 31) 2 50 11; Fernschreiber: 7 33 276

Lage: auf der dem Stadtzentrum vorgelagerten Domini-
kanerinsel
Parken: eigener Parkplatz beim Haus
Geöffnet: täglich von 7–24 Uhr
Milieu: anspruchsvoll-repräsentatives französisches
Restaurant; rustikale Weinstube (Dominikanerstube)
Platz: für 270 Personen; im Sommer weitere 200 Plätze
auf der Terrasse
Nebenräume: für 10–400 Personen
Leitung: Jürgen Gruss
Spezialitäten: Vorspeisen vom Wagen; regional: Boden-
seefische, z. B. Egli-Filet in Mandelbutter, Boden-
see-Felchen; Schwarzwälder Spezialtopf
Sonderangebote: Schonkost- und Diätgerichte auf Be-
stellung, Kinderteller
Weine: deutsche Qualitäts- und Spitzenweine, Schwer-
punkt badische Weine; Burgunder- und Bordeaux-
weine
Biere: Pils vom Faß; Tuborg

Aus meinem Reise-Notizbuch
Das schöne historische Haus auf der kleinen Insel lenkt
mit seinen architektonischen Attraktionen fast von den
gastronomischen Leistungen ab. Für mich sind sie eine
Ergänzung, ein festlicher Rahmen. Versuchen Sie, einen
Fensterplatz zum See zu bekommen. Die Bodenseefische
passen geradezu gottgewollt zu den Bodenseeweinen. Ich
muß mir immer einen Ruck geben, bevor ich hier end-
gültig meine Zelte abbreche.

LÖRRACH

Landgasthaus Waidhof

7851 Lörrach-Inzlingen
Telefon (0 76 21) 26 29

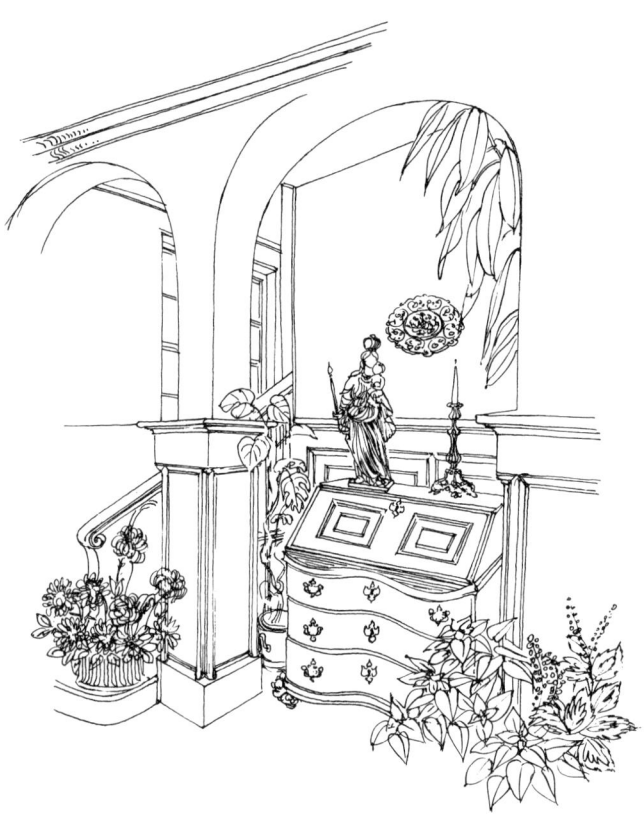

Lage: 4 km außerhalb von Lörrach

Anfahrt: von Lörrach auf B 316 in Richtung Rhein-
felden

Parken: eigener Parkplatz beim Haus

Geöffnet: täglich, außer montags, von 10–24 Uhr

Milieu: kultivierte Atmosphäre, ländlich-einfach gehal-
tene Einrichtung

Platz: für 80–100 Personen; im Sommer Gartenterrasse

Leitung: Walter und Moni Haas

Spezialitäten: Kalbsröllchen Colonia mit Butterreis;
historische deutsche Gerichte; regional: badische
Gerichte

Weine: badische Spitzenweine, Burgunder- und Bordeauxweine

Biere: Lasser Bier vom Faß; Pilsner Urquell

Aus meinem Reise-Notizbuch
Der »Waidhof« liegt abseits von Lörrach, auf dem Wege
zur schweizerischen Grenze. Der Waidhofwirt ist ein
bekannter Mann, bekannt in Fernost wie in Südamerika.
Er trägt den Titel »Botschafter der deutschen Küche«.
Von der Regierung wird er zu fast allen offiziellen
kulinarischen Festivals in der Welt geschickt, um deutsche Küche und Agrarprodukte vorzustellen.
Fragen Sie bei Tischbestellungen, ob der Chef im Hause
ist. Walter Haas zelebriert Ihnen eine ausschweifende
Speisenfolge von erlesener Zusammenstellung.

MURRHARDT (WÜRTTEMBERG)

Gasthof Sonne-Post

7157 Murrhardt, Karlstraße 6–9
Telefon (0 71 92) 2 07 und 60 60

Anfahrt: von Stuttgart auf B 14 in Richtung Schwäbisch
  Hall bis Sulzbach, rechts abbiegen, 48 km; von Heil-
  bronn auf B 39 nach Löwenstein, rechts abbiegen
  in Richtung Sulzbach, 40 km
Parken: eigener Parkplatz beim Haus
Geöffnet: täglich, außer montags, von 6–24 Uhr
Milieu: Gasträume maßvoll modernisiert; Jägerstube,
  Poststube, Sonnenstube rustikal
Platz: für 150 Personen
Nebenraum: Saal für 130 Personen
Leitung: Wilhelm und Albert Bofinger
Spezialitäten: Menü »Chef« – vom Chef selbst aus jah-
  reszeitlichen Spezialitäten zusammengestellt; Fisch-,
  Wild- und Geflügelgerichte, z. B. Edelkrebse im Spe-
  zialkräutersud, Aal in Salbei, Donauwaller aus dem
  Spezialsud, Rehnüßchen in Wacholderrahm, junge
  Ente mit Mandarinen, Fasan Weinhändler Art; regio-
  nal: Schwäbische Maultaschen, Schwäbischer Rost-
  braten, saure Kutteln
Sonderangebote: Schonkostgerichte, Kinderteller
Weine: deutsche und französische Qualitätsweine; Weine
  württembergischer Herrschaftsgüter; Vierteles-Weine
  aus Originalabfüllungen
Biere: Pilsner Urquell, Stuttgarter Hofbräu Herren-
  Pils, Königsbacher Pils, alle vom Faß

Aus meinem Reise-Notizbuch
Kürzlich sah ich die Brüder Bofinger im Fernsehen.
Wäre am liebsten gleich ins Auto gestiegen und zu ihnen
gefahren. Sie erzählten von ihren Spezialgerichten. Das
tun viele. Aber hier gibt es sie wirklich. Auch den ver-
siertesten Gastro-Globetrottern können die Bofingers
noch Neuigkeiten auf den Teller legen. Oder haben Sie
schon einmal Aal in Salbei gegessen? Oder Edelkrebse
frisch gesotten als Consommé? Das sollten Sie einmal
probieren.

NEUSTADT (SCHWARZWALD)

Rôtisserie zum Postillon
im Hotel Adler-Post

782 Titisee-Neustadt, Hauptstraße 16
Telefon (0 76 51) 3 33 und 77 18

Anfahrt: von Freiburg auf B 31 in Richtung Donau-
   eschingen, 36 km; von Donaueschingen auf B 31 in
   Richtung Freiburg, 28 km
Parken: eigener Parkplatz beim Haus
Geöffnet: täglich von 12–14 und von 18.30–21 Uhr
   (warme Küche)
Milieu: Spezialitätenrestaurant mit Holzkohlengrill;
   historische Wein- und Vesperstube »Das Poststüble«
Platz: für 250 Personen
Nebenräume: für 30–60 Personen
Leitung: Werner Ketterer
Spezialitäten: Tournedos Rossini mit getrüffelter Gänse-
   leber, Mixed Grill Adler-Post und andere Grill-
   gerichte; Fondue Postillon (Wartezeit 45 Minuten);
   in der Spargelzeit verschiedene Spargelgerichte; Wild-
   gerichte; regional: Schwarzwaldforelle, Schwarzwäl-
   der Vesperteller
Sonderangebote: Diät- und Schonkostgerichte, leichte
   und kalorienarme Kost, Kinderteller
Weine: gute Auswahl aus allen Anbaugebieten, vor allem
   badische und Burgunder-Spitzenweine; offene Weine
Biere: Pils vom Faß; Fürstenberg Gold und Dunkel
   Antonius
Getränkespezialität: Hauscocktail

Aus meinem Reise-Notizbuch
Adlerwirt Ketterer serviert zur Dämmerung eine vortreffliche Vesper mit Wein. Dann natürlich eine rundum gute Küche, mit allen Spezialitäten der großartigen badischen Landschaft. Sie werden gerne in dem großen Landhaus sein und – wenn Sie der Weg in die Gegend führt – dort immer wieder einkehren.

NEUWEIER (SCHWARZWALD)

Gasthaus zum Lamm

7571 Neuweier, Hauptstraße 30
Telefon (0 72 26) 72 12

Anfahrt: Autobahn Frankfurt–Basel, Ausfahrt Bühl,
    in Richtung Schwarzwald-Hochstraße, 5 km; von
    Baden-Baden über Schwarzwald-Hochstraße, 12 km
Parken: eigener Parkplatz beim Haus
Geöffnet: täglich, außer montags, von 10–24 Uhr; im
    Januar geschlossen
Milieu: gemütliches Landgasthaus
Platz: für 220 Personen; im Sommer ländlicher Garten
    mit weiteren 100 Plätzen
Nebenräume: für 10–60 Personen
Leitung: Albert Graf
Spezialitäten: ländliche einfache und internationale
    Gerichte; frisch geräucherte Schwarzwaldforelle,
    Hirschkalbskeule nach Jagdherren Art, gefülltes
    Lendchen badische Art mit hausgemachten Spätzle
Sonderangebote: Schonkostgerichte
Weine: offene und Spitzenweine aus der Winzergenossenschaft Neuweier, z. B. Neuweierer Mauerwein im
    Bocksbeutel, Affentaler Spätburgunder

Aus meinem Reise-Notizbuch
Beliebte Ausflugsgaststätte. Im Sommer touristisch belebt. Gegenüber das berühmte Schloß Neuweier mit bekannten Weinlagen und sehenswerten Sammlungen. Vor dem Essen zu besichtigen. Neuweier-Wein ist sehr gut, auch teurer als anderer in Baden. Wird dort in Bocksbeuteln abgefüllt. Badische Landesküchengerichte werden im »Lamm« oft eigenwillig variiert.

OBERBERGEN (KAISERSTUHL)

Gasthof und Weingut Schwarzer Adler

7801 Oberbergen
Telefon (0 76 62) 2 15

Anfahrt: von Freiburg in Richtung Kaiserstuhl, 23 km;
   Autobahn Karlsruhe–Basel, Ausfahrt Riegel, auf der
   Badischen Weinstraße in Richtung Breisach, 15 km
Parken: eigener Parkplatz beim Haus
Geöffnet: täglich, außer montags, von 12–14.30 und von
   18.30–21.30 Uhr (warme Küche)
Milieu: ländlich behagliche Weinstube
Platz: für 110 Personen; im Sommer 30 Plätze auf der
   Terrasse
Leitung: Franz Keller
Spezialitäten: Schwerpunkte nach Jahreszeiten, z. B.
   Krebse, Spargel, Wildgerichte; Austern-Direktimport;
   regional: Kalbshaxe nach badischer Art, verschiedene
   Lammgerichte nach badischen Rezepten, Kaiserstühler
   Sauerkirschen mit Kirschwasser flambiert und
   Vanilleeis
Weine: aus dem eigenen Weingut am Kaiserstuhl, andere
   Kaiserstühler Spitzengewächse; Elsässer Weine;
   Raritäten aus Burgund und Bordeaux
Bier: Pilsner Urquell

Aus meinem Reise-Notizbuch
Die badischen »Adler«-Gaststätten sind kaum zu zählen.
Ein paar aber ragen weit über den Durchschnitt hinaus,
und sie sind in diesem Buch vertreten. Immer ist es eine
Wirts-Persönlichkeit von Rang, die dem betreffenden
Haus Profil gibt. Einer der vitalsten ist Franz Keller.
Er hat sich fachlich nach Frankreich orientiert und kauft
dort ein. Das kommt den Gästen zugute. So bekommen
sie schon vor der Saison winzige Pfifferlinge zum zarten
Lammsattel und hinterher Walderdbeeren mit Crème
double. Der Stolz des Wirtes sind die eigenen Weine
und der Weinimport.

RASTATT

Katzenbergers Adler

7550 Rastatt, Murgtalstraße 7
Telefon (o 72 22) 3 21 03

Lage: südlich des Stadtzentrums und der Murg
Anfahrt: vom Zentrum über die Murgbrücke, sofort
  links, 200 m
Parken: rund um das Haus
Geöffnet: täglich, außer sonntags, von 11.30–14 und
  von 18.30–21.30 Uhr (warme Küche); im Oktober
  geschlossen
Milieu: Weinrestaurant mit unterschiedlich eingerichteten Räumen: Schwarzwaldstube, Walliser Stube
Platz: für 100 Personen; im Sommer schattiger Hof-
  garten mit 25 Plätzen
Leitung: Rudolf Katzenberger
Spezialitäten: Vorspeisen, Pasteten von Wild und Wildgeflügel, Aal-Pastete, Adler-Schnecken, Krebse; Rehnüßchen Stephanie, Rebhuhnbrüstchen Conti, Hechtklöße; regional: Rheinhecht gedämpft nach badischer
  Art, Rastatter getrüffelte Kalbstäschle, Hahn in Riesling, Adlergulasch mit Spätzle; Adlerwirts Kirschwas-
  serbömble, Schwarzwälder Pfannkuchen
Sonderangebote: Schonkostgerichte
Weine: badische Weine bis zu den Spitzenweinen der
  badischen Weingüter; offene Weine aller Trauben-
  sorten des Landes
Biere: Pilsner Urquell, König Pils, Alpirsbacher Klosterbräu, Pschorr, Dortmunder Union

Aus meinem Reise-Notizbuch
In einer französischen Fachzeitschrift wurde Rudolf
Katzenberger als »der geistige Führer der deutschen
Gastronomie« bezeichnet. Vertrauen Sie dem stolzen,
hochgewachsenen Adlerwirt, indem Sie die Bedeckte
Schüssel bestellen – das ist eine kulinarische Über-
raschung. Als spätnachmittäglichen Imbiß sollten Sie
Weinbergschnecken nach seiner Art probieren. Dazu
Kostproben aus dem schier unerschöpflichen Weinkeller.
Und etwas vom Adlergulasch. Und von der Aal-Pastete.
Ich sitze am liebsten am lang-ovalen Familientisch mit
dem Rücken zum Kachelofen. Besonders gern mit der
ganzen Familie.

SAULGAU

Die Poststuben
im Hotel Kleber-Post

7968 Saulgau, Hauptstraße 100
Telefon (0 75 81) 5 10 und 5 11

Anfahrt: von Friedrichshafen auf B 32 über Ravens-
  burg in Richtung Sigmaringen, 51 km; von Sigmarin-
  gen in Richtung Ravensburg, 28 km
Parken: eigener Parkplatz beim Haus
Geöffnet: täglich von 8–24 Uhr
Milieu: gemütlich und intim, mit Posthalter-Tradition
Platz: für 200 Personen
Nebenräume: für 20–60 Personen
Leitung: Hermann und Margret Kleber
Spezialitäten: Aale, Krebse, Lachsforellen aus der nahen
  Donau; Federseeweller (Wels, Waller) in verschie-
  denen Zubereitungen; in der Spargelzeit 20 verschie-
  dene Spargelgerichte; Wild, Geflügel, Wildgeflügel;
  regional: Maultaschen, Leberspätzle, Spinatspätzle,
  Kutteln, Suppe von Donaufischen, Schneckensüpple
Sonderangebote: Schonkostgerichte, Kinderteller
Weine: gute Auswahl feinster Spitzenweine; offene Land-
  weine aus Württemberg und Baden (Eigenabfüllung)
Biere: Pilsner Urquell, Dortmunder vom Faß
Getränkespezialität: große Auswahl an seltenen Brannt-
  weinen

Aus meinem Reise-Notizbuch
Ich frage mich immer, was attraktiver an diesem Haus
ist: die liebevollen Klebers oder ihre kulinarischen Leistungen in Verbindung mit der schwäbischen Küche, die
schon die Nähe des Bodensees und der Schweiz ahnen
läßt. Die zwanzig Spargelvariationen und die Waller-
gerichte lohnen jedenfalls auch die größeren Umwege,
die man in Kauf nehmen muß, wenn man nach Saulgau
will.

SCHRAMBERG

Gasthof Hirsch

7230 Schramberg, Hauptstraße 11
Telefon (0 74 22) 45 30

Anfahrt: von Freudenstadt auf B 294 über Schiltach,
38 km; von Rottweil in Richtung Freudenstadt, 20 km
Parken: eigener Parkplatz; in den umliegenden Straßen
Geöffnet: täglich, außer montags, von 11–24 Uhr; Ende
Juli–Mitte August geschlossen
Milieu: nach Schwarzwälder Art ausgestattet, gemütlich
Platz: für 85 Personen
Leitung: Familie Kercher
Spezialitäten: originelle Auswahl an selbstgefertigten
Suppen; eigene Pastetenfertigung; Mastochsenbrust,
Kalbssteak Boursin, Lende Florentiner Art, Steak in
grüner Pfeffersauce; regional: Schwäbisches Festtags-
süpple vom Fasan, Schwarzwaldforelle aus dem Birken-
rauch, hausgemachte Spätzle und Knöpfle
Sonderangebote: Schonkostgerichte auf Bestellung
Weine: Spitzenweine aus Baden und Württemberg;
offene Weine
Biere: Pilsner Urquell, Fürstenberg, Bären Privat Pils
Getränkespezialität: Sasbachwaldener Riesling als Haus-
wein

Aus meinem Reise-Notizbuch
Kulinarisch auf der Grenze zwischen Württemberg und
Baden. Neben den Hausgerichten der Landschaft auch
modische Speisen, wie ein Steak mit unreifen (grünen)
Pfefferkörnern und Kalbssteak mit Kräuterboursinkäse
obenauf geschmolzen. Statt Kräuterbutter sehr reizvoll.
Hier können Sie gute württembergische Schoppenweine
trinken.

SCHWETZINGEN

Hotel Adler-Post

6830 Schwetzingen, Schloßstraße 3
Telefon (0 62 02) 1 20 06 und 1 30 86

Anfahrt: von Mannheim auf B 36 in Richtung Wiesloch, 15 km; Autobahn Frankfurt–Basel, Ausfahrt Hockenheim/Schwetzingen, 3 km, und Mannheim/Schwetzingen, 3 km

Parken: Parkplatz beim Haus; Garage; auf dem Schloßplatz

Geöffnet: täglich, außer dienstags, von 7–24 Uhr (in der Spargelzeit auch an Dienstagen); Ende Juni–Mitte Juli und Ende Dezember–Mitte Januar geschlossen

Milieu: gediegen-behaglich in Poststube und Weinstube, kultiviert-festlich im Grünen und Blauen Zimmer

Platz: für 120 Personen

Nebenräume: für 30 Personen

Leitung: Hans und Marianne Ruffler

Spezialitäten: Krustentiere; Schwetzinger Stangenspargel in verschiedenen Zubereitungen, z. B. mit Pfannkuchen; Wildspezialitäten, Geflügel, Fisch

Sonderangebote: Schonkost- und Diätgerichte auf Bestellung, Kinderteller, Seniorenteller

Weine: Qualitätsweine aus allen deutschen Anbaugebieten, vor allem aus Baden, in Originalabfüllung; offene Weine

Biere: Pils vom Faß; regionale Biere

Aus meinem Reise-Notizbuch
Der Ortsname Schwetzingen ist mit Spargelfeldern verbunden. Der »Adler« liegt neben den Spargelbeeten und wird mehrmals täglich beliefert. Aber es lohnt sich natürlich auch außerhalb der Spargelzeit, Hans Ruffler zu besuchen. Vor einigen Jahren wurde radikal erneuert. Geblieben ist die Behaglichkeit.

STUTTGART

Alte Post

7000 Stuttgart 1, Friedrichstraße 43
Telefon (07 11) 29 30 79

Lage: im Stadtzentrum, Nähe Königstraße, Königsbau, Schloßplatz

Parken: 2 Parkhäuser 70 m

Geöffnet: täglich, außer sonntags, von 11.30–14.30 und von 18–23 Uhr; im August 2 Wochen geschlossen

Milieu: Feinschmecker-Restaurant, komfortabel, mit
    schwäbischer Note
Platz: für 70 Personen; Tischbestellung empfohlen
Nebenraum: Bankettraum für 25 Personen
Leitung: Siegfried Riegger
Spezialitäten: Schaffhuser Kalbsleberli, Wiener Tafel-
    spitz, Seezungenfilets Escoffier; Filet Grand Veneur;
    regional: Schwäbisches Linsengericht mit Spätzle;
    gefüllte Kalbsbrust
Weine: badische und württembergische Spitzenweine
Bier: Dinkelacker Pils vom Faß

Aus meinem Reise-Notizbuch
Selbst in Württemberg mit den verwöhnten Kostgängern
gilt die »Alte Post« als Höhepunkt. Die Kunst besteht
wohl darin, normale Gerichte auf eine besondere Art ab-
zuwandeln. Wie zum Beispiel Linsen mit Spätzle, eine
ländlich-schwäbische Speise. In Dorfgaststätten geht man
daran vorbei, hier genießt man eine Delikatesse.

STUTTGART

Exquisit-Restaurant Breuninger

7000 Stuttgart 1, Marktstraße 3
Telefon (07 11) 2 49 82 22; Fernschreiber: 07/2213

Lage: im Stadtzentrum am Marktplatz, im Kaufhaus
    Breuninger; nach Geschäftsschluß separater Zugang
    in der Karlstraße
Parken: Parkhaus im Kaufhaus Breuninger, geöffnet
    von 7–23 Uhr
Geöffnet: täglich, außer an Sonn- und Feiertagen, von
    11.45–22.30 Uhr (warme Küche)
Milieu: anspruchsvolles Feinschmeckerlokal mit offenem
    Holzkohlengrill, modern eingerichtet
Platz: für 65 Personen
Leitung: Eugen Defant
Spezialitäten: eigenimportierte Hummer, Langusten,
    Austern aus Irland; Marseiller Bouillabaisse; Sukiyaki,
    Kalbsgeschnetzeltes Ibn Saud, Paella à la Valenciana,
    Kalbsrückensteak nach dänischer Art

Weine: gute Auswahl an internationalen Spitzenweinen;
offene Weine aus Baden und Württemberg
Biere: Pilsner Urquell vom Faß; regionale Biere, Guinness Stout

Aus meinem Reise-Notizbuch
Wie der Name treffend sagt, ein exquisites Restaurant
für die Stuttgarter City-Gourmets. Ein behaglicher
Tempel im Kaufhaus, für Nichteingeweihte zum Staunen.
Da ich meistens allein hingehe, beschränke ich mich auf
die kleinen Gourmandises.

STUTTGART

Restaurant-Betriebe Fernsehturm

7000 Stuttgart-Degerloch, Jahnstraße 120
Telefon (07 11) 23 46 84 und 24 61 04

Anfahrt: vom Stadtzentrum in Richtung Flughafen, ca.
12 Autominuten; Autobahn München–Karlsruhe,
Ausfahrt Stuttgart-Flughafen
Parken: Parkplatz beim Turm
Geöffnet: im Sommerhalbjahr von 7–24 Uhr; im Winterhalbjahr von 8–24 Uhr
Milieu: modernes Aussichtsrestaurant in der Kanzel des
Turmes, modernes Grillrestaurant und Jagdrestaurant
mit »Alt-Danziger Ratsherrenecke« am Fuß des Turmes; im Sommer Gartenlokal
Platz: im Turm für 200 Personen, am Fuß für 150 Personen, im Garten für 250 Personen
Leitung: Fedor Radmann
Spezialitäten: internationale Gerichte, flambierte Gerichte, Desserts; regional: Hohenheimer Pfannenbrätle
mit Bohnen und Röstkartoffeln; Gaisburger Marsch
mit Rindfleisch, Spätzle und Zwiebeln; Schwäbischer
Rostbraten auf Filderkraut mit Spätzle
Sonderangebote: Schonkostgerichte
Weine: reiche Auswahl, insbesondere an württembergischen und badischen Weinen
Biere: Stuttgarter Hofbräu, Alpirsbacher Klosterbräu

160

Aus meinem Reise-Notizbuch
Es bedurfte der Vitalität und Fantasie eines Mannes wie
Fedor Radmann, aus einem Turmrestaurant, das normalerweise für Kaffee und Kuchen bestimmt ist, einen Fein-
schmecker-Treffpunkt zu machen, der bei Gourmets auch
im Ausland und in Fachkreisen höchste Anerkennung
findet. Es wäre müßig, über Details zu sprechen.

STUTTGART

Graf Eberhard im Rathaus

7000 Stuttgart 1, Eberhardstraße 6a
Telefon (07 11) 24 72 71

Lage: im Stadtzentrum, Nähe Rathausplatz
Parken: Rathaus-Garage 50 m; in den umliegenden
    Straßen
Geöffnet: täglich von 11.30–14.30 und von 17–22.30
    Uhr; Betriebsruhe während der Sommerferien
Milieu: gediegenes behagliches Speiserestaurant in alt-
    deutschem Stil
Platz: für 150 Personen
Nebenraum: kleines Nebenzimmer
Leitung: Hermann Weber
Spezialitäten: gepökelte Ochsenzunge, Mastochsenbrust,
    Truthahnmedaillon in Currycreme, Ratsherrenplatte,
    Rehnüßchen mit grünem Pfeffer und Steinpilzen;
    regional: Maultasche in der Brühe, Gaisburger
    Marsch, Schwäbischer Rostbraten mit Filderkraut und
    Spätzle, Stuttgarter Topf
Weine: deutsche und französische Qualitätsweine; offene
    Weine aus Württemberg, Baden und dem Elsaß
Bier: Wulle Pils vom Faß

TIEFENBRONN ÜBER PFORZHEIM

Gasthof Häckermühle

7531 Tiefenbronn
Telefon (0 72 34) 2 46

Anfahrt: von Pforzheim durch das Würmtal in Richtung
    Weil der Stadt, 15 km
Parken: eigener Parkplatz beim Haus
Geöffnet: täglich, außer montags, von 10–24 Uhr
Milieu: ländlich, ruhig und gemütlich
Platz: für 70 Personen; im Sommer Terrasse
Nebenraum: für 20 Personen
Leitung: Georg Häcker
Spezialitäten: Schwarzwaldforelle in Mandeln gebraten;
    verschiedene Filets vom Grill; selbstgeräuchertes
    Rauchfleisch; regional: selbstgebackenes Steinofenbrot,
    Bauernkäsekuchen, Heidelbeerkuchen
Sonderangebote: Schonkostgerichte auf Bestellung
Weine: badische Spitzenweine
Biere: Export, Pils und Märzen

Aus meinem Reise-Notizbuch
Eine gemütliche Rast am Wege. Hier können Sie auch
morgens eintreten, Wein und Imbiß nehmen, weiter-
fahren – und am Abend wiederkommen. Ich stelle mir
mit den angebotenen Spezialitäten der Landschaft selbst
ein Menü zusammen. Die Portionen sind dann allerdings
etwas zu groß. Dazu muß ich mehr Wein trinken.
Also Zeit lassen!

TRIBERG (SCHWARZWALD)

Parkhotel Wehrle

7740 Triberg, Am Marktplatz
Telefon (0 77 22) 40 81

Anfahrt: von Freiburg auf B 294 über Waldkirch–
    Elzach–Prechtal, 55 km; von Villingen auf B 33 in
    Richtung Offenburg, 23 km
Parken: Parkplatz 50 m
Geöffnet: täglich von 7–24 Uhr
Milieu: Ochsenstube und Alte Schmiede (Grillraum) im
    bodenständigen Schwarzwälder Stil, der Rote Speise-
    saal im Stil Louis Philippe, gediegene, kultivierte
    Atmosphäre
Platz: für 140 Personen
Nebenräume: für 10–50 Personen
Leitung: Claus Blum

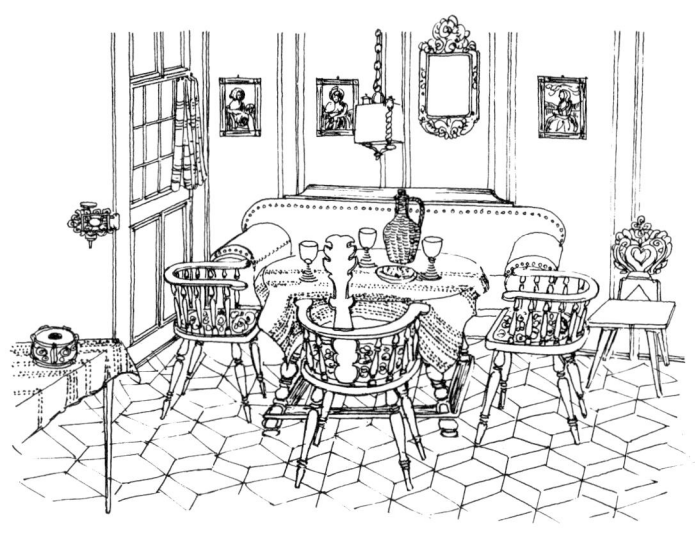

Spezialitäten: Schwarzwaldforelle geräuchert und in vielen weiteren Zubereitungen; geräuchertes Rehblatt, Rehmedaillons, viele andere Schwarzwälder Fisch- und Wildgerichte; Apfelküchle mit Kirsch, Äpfel in Tannenhonig gebraten und mit Kirsch flambiert, Schwarzwälder Hochzeitsstrüble

Sonderangebote: Schonkostgerichte, Kinderteller

Weine: reiche Auswahl, besonders an badischen Weinen

Biere: König Pils, Fürstenberg

Getränkespezialitäten: Schwarzwälder Obstwasser, Irish Coffee, Russische Schokolade, verschiedene Teesorten

Aus meinem Reise-Notizbuch

Claus Blum umsorgt Sie. Bleiben Sie in diesem Hause, wenn's geht, ein paar Tage. Sie können Wanderungen und Autoausflüge unternehmen und werden lange suchen müssen, bis Sie etwas Gleichwertiges finden. Die Forelle ist das Wappentier der Küche. Es gibt verschiedene Räume, alle sehr kultiviert eingerichtet, wie das ganze Haus ein Kleinod ist, ohne museal zu wirken. Für mich ein Haus der Spitzenklasse.

WANGEN (ALLGÄU)

Hotel Alte Post

7988 Wangen, Postplatz 2
Telefon (0 75 22) 80 19

Lage: im Stadtzentrum, hinter dem Rathaus
Anfahrt: von Lindau auf B 18 in Richtung Memmingen,
 18 km; von Memmingen auf B 18 in Richtung
 Lindau, 47 km
Parken: eigener Parkplatz beim Haus
Geöffnet: täglich von 7–24 Uhr
Milieu: unterschiedlich eingerichtete, kultivierte Räume
Platz: für 90 Personen
Nebenräume: für 15–90 Personen
Leitung: Werner Veile
Spezialitäten: Fisch-, Wild- und Geflügelgerichte, zum
 Teil nach schwäbischen Rezepten; internationale
 Spezialitätenkarte
Sonderangebote: Schonkostgerichte
Weine: Qualitäts- und Spitzenweine aus den deutschen
 Anbaugebieten
Biere: Pilsner Urquell vom Faß; verschiedene Flaschen-
 biere

Aus meinem Reise-Notizbuch
Früher bekam man hier fast nur schwäbische Gerichte,
Allgäuer Spezialitäten. Jetzt gibt es auch ausländische.
Ich bin immer am besten damit gefahren, die meist
weiblichen Servierkräfte nach den täglichen Hauptge-
richten zu fragen. Das Allgäu ist voller guter Speiseorte.
Dank der »Alten Post« ist Wangen mit dabei.

BAD WURZACH (ALLGÄU)

Hotel-Restaurant Hirsch

7954 Bad Wurzach
Telefon (0 75 64) 8 43

Anfahrt: über B 18 München–Lindau, bei Leutkirch in
 Richtung Biberach, 16 km; von Biberach in Richtung
 Leutkirch, 29 km
Parken: eigener Parkplatz beim Haus

Geöffnet: täglich von 7–23 Uhr; im Februar 3 Wochen
geschlossen

Milieu: französisches Restaurant, gediegen und komfortabel

Platz: für 75 Personen

Leitung: Helmut Abrell

Spezialitäten: hausgemachte Gänseleber-, Wild- und
Fischpasteten; Filet von Seezunge Tsarine mit Spargelspitzen, Ostender Steinbutt Walewska, gefüllte
Forelle Fernand Point; Hirschkalbsattelstück Grand
Veneur; gefüllte Kalbsröllchen Colonia, Rumpsteak
Café de Paris, Paella Valenciana

Sonderangebot: Schonkostgerichte für Pensionsgäste

Weine: gute Auswahl aus den deutschen Anbaugebieten,
vor allem badische und Württemberger Weine; Burgunder- und Bordeauxweine; offene Weine

Aus meinem Reise-Notizbuch

Zum »Hirschen« der Gaumenfreuden wegen! Der Wirt
hat an südfranzösischen und elsässischen Herden studiert.
Das Resultat ist durchaus erfreulich. Seine Seezungen
Senatorenart sind mit einem Ragout aus Hummerscherenfleisch und Trüffeln gefüllt; seine Fasanenbrüstchen Lola liegen in einer Morchelsauce im Kupferkasserol, dazu Spargelspitzen und Mandelbällchen. Und nicht
zu vergessen die verschiedenen hausgemachten Terrinenpasteten, alles nach der Jahreszeit.

Weitere empfehlenswerte Lokale zum Ausprobieren

BADEN-BADEN

Hotel-Restaurant Bellevue
Lichtentaler Allee, Tel. 2 37 21

Forellenhof im Waldhotel Fischkultur
Gaisbach 91, Tel. 74 86

Sinner-Eck
Luisenstraße 2, Tel. 2 28 36

ENINGEN unter Achalm bei Reutlingen

Traube – Post
Hauptstraße 21, Tel. (o 71 21) 3 81 49; Thüringer
Wurstspezialitäten

ETTLINGEN

Pfeffermühle
Schillerstraße 5, Tel. (o 72 43) 46 66

FREIBURG

Zum Bären
Oberlinden 12, Tel. 3 69 69; ältester Gasthof Deutschlands

Zähringer Burg
Reutebachgasse 19 (Zähringen), Tel. 5 40 41

FREUDENSTADT

Luz–Hotel Waldlust
Lauterbadstraße 92, Tel. (o 74 41) 20 51

GROSSASPACH bei Backnang

Lamm
Hauptstraße 23, Tel. (o 71 91) 82 73; schwäbische
Spezialitäten

HEIDELBERG

Hotel-Restaurant Ritter
Hauptstraße 178, Tel. 2 02 03

IHRINGEN (Kaiserstuhl)

Winzerstube
Wasenweiler Straße 36, Tel. (0 76 68) 2 51

KANDERN

Historisches Gasthaus Zur Weserei
Hauptstraße 70, Tel. (0 76 26) 4 45

KARLSRUHE

Gasthof Krone
Pfarrstraße 18 (Daxlanden), Tel. 5 21 95;
»Künstlerkneipe«

KONSTANZ

Casino-Restaurant
Seestraße 21, Tel. 6 36 15

Sankt Stefanskeller
Stefansplatz 41, Tel. 2 35 66; historische Weinstube

LUDWIGSBURG

Alte Sonne
Bei der katholischen Kirche 3, Tel. (0 71 41) 2 34 31

MANNHEIM

La Caravelle
Goethestraße 8, Tel. 1 47 90; französische Küche

MITTELTAL bei Baiersbronn

Kurhotel Mitteltal
Tel. (0 74 42) 20 85

MÜNSTERTAL (Schwarzwald)

Gasthof zum Löwen
Im Ortsteil Untermünstertal, Tel. (0 76 36) 2 29

Gasthof Spielweg
im Ortsteil Obermünstertal, Tel. (0 76 36) 2 18

NEUWEIER (Schwarzwald)

Rebenhof
Weinstraße 28, Tel. (0 72 26) 4 06

Rebstock
Schloßackerweg 2, Tel. (0 72 26) 72 40

Gasthof zur Traube
Tel. (0 72 26) 72 16

RENCHEN (Kreis Kehl)

Hanauer Hof
Poststraße 30, Tel. (0 78 43) 3 27

REUTLINGEN

Stadt Reutlingen
Karlstraße 55, Tel. (0 71 21) 4 23 91

SINDELFINGEN

Hotel-Restaurant Lammbräu
Wurmbergstraße 32, Tel. (0 70 31) 8 28 35

STEINBACH-UMWEG

Winzerstube zum Bocksbeutel
Umweger Straße 103, Tel. (0 72 26) 5 19

STETTEN im Remstal

Weinstube Idler
Dinkelstraße 1–3, Tel. (0 71 51) 6 11 15

Gasthof Ochsen
Waiblinger Straße 1, Tel. (0 71 51) 6 11 13;
Spezialität: Kalbshaxe Stuttgarter Art

STUTTGART

Bäcka-Metzger
Aachener Straße 20 (Bad Cannstatt),
Tel. 54 41 08; alte Cannstatter Weinstube

Gasthaus Hirsch
Eltinger Straße 2 (Botnang), Tel. 69 29 17

Mövenpick
Kleiner Schloßplatz 11, Tel. 29 94 11;
mit Rôtisserie Baron de la Mouette

Waldhotel Schatten
Am Solitude-Ring (Büsnau), Tel. 68 10 51

Schwabenbräu – Le Gourmet
Charlottenplatz 6, Tel. 24 73 71

Traube
Brabandtgasse 2 (Plieningen), Tel. 25 48 33

TETTNANG

Rad
Lindauer Straße 2, Tel. (0 75 42) 60 01; Spargel-,
Hopfensprossen-, Bodenseetrüschen-Spezialitäten

TÜBINGEN

Hotel Krone
Uhlandstraße 1, Tel. (0 71 22) 50 81; Uhlandstube

ULM

Zur Forelle
Fischergasse 25, Tel. 6 39 24; Alt-Ulmer Weinstube

WIESLOCH

Freihof
Freihofstraße 2, Tel. (0 62 22) 25 17

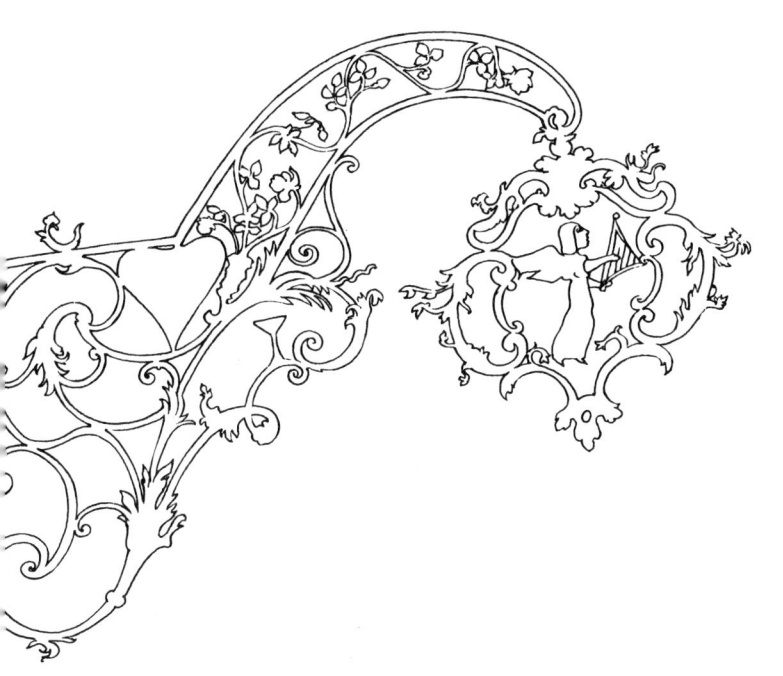

Bayern

ASCHAFFENBURG

Hotel-Restaurant Post

8750 Aschaffenburg, Goldbacher Straße 19–21
Telefon (0 60 21) 2 13 33; Fernschreiber: 4 188 736

Lage: im Stadtzentrum, an der Ausfallstraße zur Auto-
  bahn Frankfurt–Nürnberg
Parken: eigener Parkplatz beim Haus; Garagen
Geöffnet: täglich von 6–24 Uhr
Milieu: die »Königl. Bayer. Poststation« im Stil behä-
  big-rustikaler Tradition; Delfter Stuben im nieder-
  ländischen Stil
Platz: für 200 Personen
Nebenräume: für 30–80 Personen
Leitung: Karl Seubert
Spezialitäten: Delfter Steak, Filet Carlos, Hirschmedail-
  lons Schönbusch, Marokkanisches Reisgericht, Fein-
  schmeckertopf nach einem alten Klosterrezept; regional: Wildbachforellen, Wild und Wildgeflügel aus
  dem Spessart

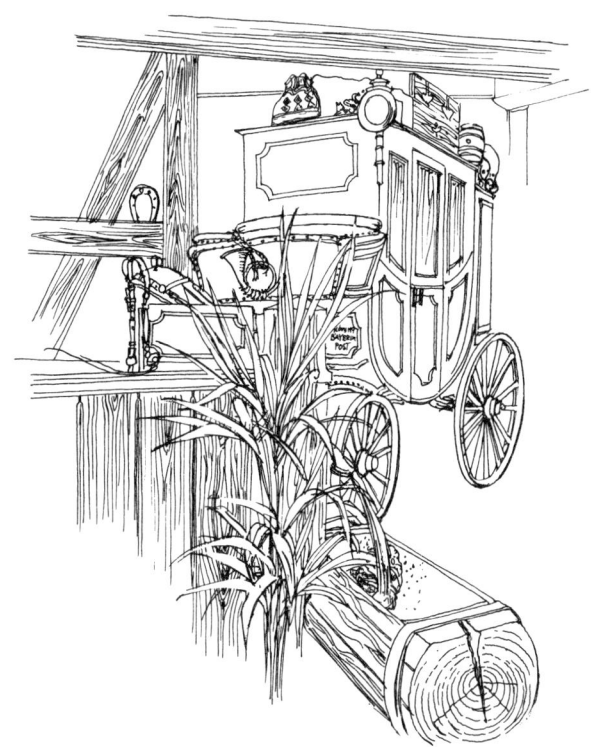

Sonderangebote: Schonkostgerichte, auf Bestellung jede
 Diät; vegetarisches Menü; Kinderteller
Weine: naturreine Weine aus allen deutschen Anbau-
 gebieten, vor allem Frankenweine
Biere: König Pils, Binding vom Faß

Aus meinem Reise-Notizbuch
». . . mit der Königlich Bayerischen Poststation« heißt es
im Untertitel. Dazu Hallenbad. Ein Haus, um auf der
Fahrt ins Land der Franken friedlich Station zu machen. Wirt Karl Seubert ist ein lustiges Haus. Seine Küche bietet eine Fülle von eigenen Spezialgerichten, die Sie
versuchen sollten. Der nahe Spessart ist Lieferant von
Wild.

BAMBERG

Weinrestaurant Messerschmitt

8600 Bamberg, Langestraße 41
Telefon (09 51) 2 64 71

Lage: im Stadtzentrum, am Schönleinplatz
Parken: in den umliegenden Straßen
Geöffnet: täglich, außer montags, von 10–24 Uhr
Milieu: traditionsreiches Weinhaus, gutbürgerlich,
 rustikal
Platz: für 160 Personen; im Sommer Restaurantgarten
 mit 80 Plätzen
Nebenräume: Stübl, Bamberger Zimmer, Wintergarten
Leitung: Otto und Lydia Pschorn
Spezialitäten: frische Flußfische aus Regnitz und Main;
 Mainaal in Salbei gebraten; große Auswahl an Wild-
 spezialitäten aus deutscher Jagd, z. B. Hirschschinken,
 Hasenpastete, junges Rebhuhn mit Apfelrotkraut,
 Rehfilets, Frischlingsrücken, gespickter Hasenbraten,
 Edelfasan, Wildente; regional: Kalbshaxe im Sud
 nach fränkischer Art
Weine: gute Auswahl an Frankenweinen; große franzö-
 sische Rotweinkarte
Biere: Pils vom Faß; Weizenbier, Bamberger Rauchbier,
 Diät-Pils
Getränkespezialitäten: Bocksbeutel, norwegischer Aquavit

Aus meinem Reise-Notizbuch
Ein historisches Haus mit bildschöner Fassade. Ein
Schmuckstück Bambergs. Mit Otto Pschorn war ich zur
Weinlese in Bordeaux und auf anderen kulinarischen
Studienreisen. Die Auswahl an fränkischen Weinen ist
groß, wie die Karte an Wildgerichten und Fischen. Ein
liebenswertes Haus für Feinschmecker, die durch Fran-
ken fahren.

BIEBELRIED BEI WÜRZBURG

Hotel-Restaurant Leicht

8711 Biebelried
Telefon (0 93 02) 8 14–8 16

Anfahrt: Autobahn-Dreieck Biebelried, Ausfahrt Würz-
    burg-Ost, 500 m; von Würzburg auf B 8 in Richtung
    Kitzingen, 12 km
Parken: eigener Parkplatz im Hof
Geöffnet: täglich von 6.30–24 Uhr; vom 23. Dezember
    bis 15. Januar geschlossen
Milieu: weitläufiger fränkischer Landgasthof, rustikal
    und gemütlich
Platz: für 150 Personen
Nebenräume: für 20–30 Personen
Leitung: Georg und Helga Leicht
Spezialitäten: Johanniter-Spieß, Blaues Zipfele mit
    Bauernbrot und Zwetschgenwasser; regional: fränki-
    sche Bratwürste und andere Wurstspezialitäten aus
    eigener Schlachtung
Sonderangebote: Schonkost- und Diätgerichte auf Be-
    stellung, Kinderteller
Weine: deutsche und französische Qualitätsweine, vor
    allem Frankenweine, offen und in Originalabfüllung
    (Bocksbeutel)
Biere: Pils vom Faß; Pilsner Urquell
Getränkespezialitäten: Schnäpse aus eigener Brennerei

Aus meinem Reise-Notizbuch
Hier können Sie die wohltuende Symbiose zwischen
Frankenküche und Frankenwein erkennen. Zwischen
»Blauen Zipfele« und Bocksbeutel. Die Landhaus-
atmosphäre strahlt dazu die nötige Behaglichkeit aus.

BIESSENHOFEN (ALLGÄU)

Hotel Neue Post

8954 Biessenhofen, Füssener Straße 7
Telefon (o 83 41) 26 20

Anfahrt: von Kaufbeuren auf B 16 in Richtung Füssen,
   5 km
Parken: eigener Parkplatz beim Hotel
Geöffnet: täglich von 7—23 Uhr; vom 1.—24. Dezember
   geschlossen
Milieu: modern eingerichtetes Restaurant mit Grillraum
Platz: für 180 Personen
Nebenräume: für 30—80 Personen
Leitung: Wolfgang Schultes
Spezialitäten: viele ausländische Gerichte, z. B. Costilla
   de Cerdo Barbecue, Madras Chickencurry, Burische
   Lammrippe, Malaiische Reistafel (für 4 Personen,
   24 Std. Vorbestellung!); Wild- und Geflügelgerichte;
   regional: Kalbshaxe, Bayerische Mastente, Hasenkeule
   in Steinpilzsauce
Sonderangebote: Schonkostgerichte; für die schlanke
   Linie; für den unbeschwerten Magen; Kinderteller
Weine: deutsche und französische Qualitäts- und Spit-
   zenweine
Biere: Pils vom Faß; Biere der Schiffbrauerei
Getränkespezialität: Manager-Cocktail

Aus meinem Reise-Notizbuch
Selten habe ich einen Könner in der Küche erlebt, der
so bescheiden geblieben ist. Berühmt sind seine groß an-
gelegten Speisenfolgen, die er mit Getränken zu einem
kombinierten Preis anbietet. Alle Spezialitäten sind von
Wolfgang Schultes selbst entworfen und gehören zur
höchsten Qualitätsstufe. Das Restaurant zählt zu den
besten seiner Art in Deutschland.

ELFERSHAUSEN BEI BAD KISSINGEN

Gästehaus Ullrich

8731 Elfershausen, August-Ullrich-Straße 42
Telefon (o 97 04) 2 81; Fernschreiber: 6 72 807

Anfahrt: von Bad Kissingen auf B 287 in Richtung
Hammelburg, 14 km; Autobahn Würzburg–Kassel,
Ausfahrt Hammelburg, 3 km
Parken: eigener Parkplatz beim Haus
Geöffnet: täglich von 11–14 und von 18–22 Uhr
(warme Küche)
Milieu: Weinstuben vorwiegend in fränkisch-rustikalem
Stil
Platz: für 200 Personen; im Sommer Terrasse
Nebenräume: Festsaal mit Bar und Nebenräume, ins-
gesamt 350 Plätze
Leitung: Hans und Anni Schneider
Spezialitäten: vor allem fränkische ländliche Gerichte,
z. B. Schweinfurter Schlachtschüssel aus eigener
Metzgerei, Würzburger Rotgelegter, Spanferkel,
Kalbshaxen, frische Rhönforellen in verschiedenen
Zubereitungen, Enten und Gänse, Wild und Wild-
geflügel; große Auswahl an flambierten Gerichten
Sonderangebote: Schonkostgerichte
Weine: aus allen deutschen und französischen Anbau-
gebieten; große Auswahl an Frankenweinen
Biere: Schloßbrauerei Thüngen vom Faß; Weizenbier,
Diät-Pils
Getränkespezialitäten: fränkischer Federweißer in der
Saison, eigener Zwetschgenschnaps

Aus meinem Reise-Notizbuch
Hans Schneider sorgt auf sehr sympathische, jungen-
hafte Art für seine Gäste. Die Küche ist fränkisch, auf
jeden Fall auf eine gute Weise bodenständig. Die hauseigene Metzgerei kommt dem Küchenstil entgegen. Sie
brauchen abends nicht nach Hause zu fahren, es gibt
sehr schöne Zimmer im Haus.

GARMISCH-PARTENKIRCHEN
Reindl-Grill
im Hotel Partenkirchner Hof

8100 Garmisch-Partenkirchen, Bahnhofstraße 15
Telefon (0 88 21) 42 76 und 5 58 76

Lage: in Partenkirchen, zwischen Bahnhof und Hauptstraße

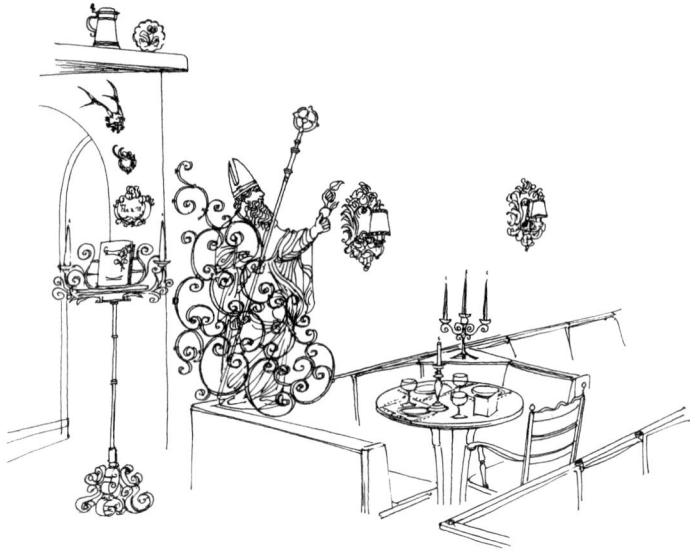

Parken: eigener Parkplatz beim Haus; Tiefgarage

Geöffnet: täglich von 11–15 und von 18–24 Uhr; im November und 1. Hälfte Dezember geschlossen

Milieu: modernes Haus mit stilisiertem Bavarian Look

Platz: für 200 Personen

Nebenräume: für 20–120 Personen

Leitung: Karl Reindl

Spezialitäten: täglich frische Austern und Eibsee-Krebse in der Saison, Hummer aus dem Meerwasserbassin, hausgeräucherter Flußsalm; Entrecôte Graf von Werdenfels, Hummerkrabben Reindl; regional: Gebirgsbachforellen, Rehmedaillon Alpspitze

Sonderangebote: Schonkostgerichte, Schlankheitsmenü

Weine: Spitzenweine aus Deutschland und Frankreich; eigene Weingroßhandlung

Biere: Augustiner vom Faß; Pilsner Urquell

Getränkespezialitäten: Beaujolais aus dem Holzfaß, Roséweine

Aus meinem Reise-Notizbuch

Das schöne oberbayerische Haus hat seine Eigenart erhalten. »Grillrooms« werden leider oft ein Fremdkörper. Nicht hier. Die Forellen waren immer ein Gedicht. Achten Sie auf Wildforellen, die keine Punkte auf der Schwanzflosse haben dürfen. Der Inhaber kümmert sich selbst um die Gäste und deren gastronomisches Wohlbefinden.

IPHOFEN (MITTELFRANKEN)

Zehntkeller

8751 Iphofen
Telefon (0 93 23) 33 18

Anfahrt: von Würzburg auf B 8 in Richtung Nürnberg,
28 km; Autobahn Frankfurt–Nürnberg, Ausfahrt
Kitzingen auf B 8 in Richtung Nürnberg, 10 km;
Ausfahrt Schweinfurt-Süd auf B 286, 14 km
Parken: eigener Parkplatz beim Haus
Geöffnet: täglich von 11.30–14 und von 18.30–21.30
Uhr (warme Küche); montags ab 17 Uhr
Milieu: gemütliche, alt-fränkische Weinstuben im fürst-
bischöflichen Zehentgebäude
Platz: für 180 Personen; im Sommer Gartenterrasse
Nebenräume: für 10–30 Personen
Leitung: Familie Heinrich Seufert
Spezialitäten: Süßwasserfische, z. B. Mainaal in Dill-
sauce, Karpfen, Schleie in verschiedenen Zubereitun-
gen; Spargelgerichte; Grillgerichte; Wildgerichte;
regional: fränkische Wurstwaren aus eigener Schlach-
tung
Sonderangebote: Schonkostgerichte auf Bestellung
Weine: fränkische Weißweine aus eigener Kellerei,
darunter Spitzengewächse aus eigenem Weinberg-
besitz in den besten Iphöfer Lagen
Biere: regionale Biere

Aus meinem Reise-Notizbuch
Sonntags ist es dort meistens zu voll, um sich mit dem
Wirt Seufert in Ruhe unterhalten zu können. Die Süßwasserfische können Sie in allen Zubereitungen wün-
schen. Die Würste esse ich in Kostprobenportionen bunt
gemischt als Vorspeise zu den ersten frisch-herben
fränkischen Schoppen. Ab und zu bin ich bei dieser
Kombination geblieben.

KAHL AM MAIN

Restaurant
Zum Schwanen

8756 Kahl, Hauptstraße 5
Telefon (o 61 88) 23 37

Anfahrt: von Hanau in Richtung Aschaffenburg, 10 km;
   Autobahn Frankfurt–Nürnberg, Ausfahrt Aschaffen-
   burg-West, in Richtung Hanau, 10 km
Parken: großer Parkplatz 50 m
Geöffnet: täglich, außer montags, von 10–15 und von
   17–24 Uhr; im Juni geschlossen
Milieu: Speiselokal in einem schönen alten Fachwerk-
   haus
Platz: für 140 Personen
Leitung: Manfred und Marta Weber
Spezialitäten: aus vielen Ländern der Welt, vor allem
   exotische Gerichte aus Indien, Indonesien, Japan,
   China; Spezialitäten vom Balkan, aus Rußland, aus
   Skandinavien; Fisch- und Wildgerichte
Sonderangebote: Schonkost- und Diätgerichte auf Be-
   stellung, Kinderteller
Weine: gute Auswahl an deutschen Qualitätsweinen;
Biere: Bavaria vom Faß; Pilsner Urquell, Münchner
   und Berliner Biere, Berliner Weiße

Aus meinem Reise-Notizbuch
In Frankreich erlebt man die berühmte Gastronomie
meistens auf dem Lande, bei uns ist das seltener. Manfred Weber ist ein Meister seines Faches, auf konstruk-
tive Art kritisch und ganz auf die Arbeit konzentriert.
Das Haus hat in weitem Umkreis einen exzellenten
Ruf. Die Autofahrt lohnt sich auch wegen der teils exotischen Spezialitäten. Eine Wahlverwandtschaft mit dem
»Ritz« in Berlin.

KISSING BEI AUGSBURG

Gasthaus Gunzenlee

8901 Kissing, Münchner Straße 14
Telefon (08 21) 6 20 10; Fernschreiber: 53 863

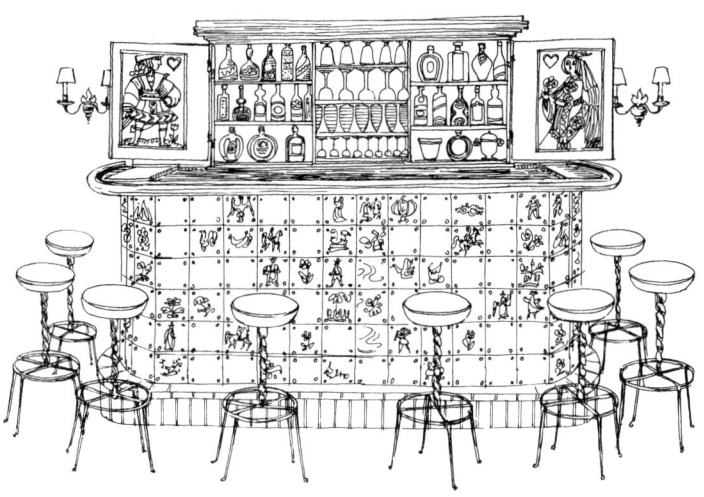

Anfahrt: von Augsburg auf B 2 in Richtung Fürsten-
feldbruck, 12 km; Autobahn Stuttgart–München,
Ausfahrt Odelzhausen, Landstraße in Richtung Meh-
ring, bei Hörmannsberg rechts abbiegen, 21 km

Parken: eigener Parkplatz beim Haus

Geöffnet: täglich von 7–24 Uhr; vom 22.–25. Dezember
geschlossen

Milieu: Ausflugsgaststätte mit weiträumigem Restau-
rationsbetrieb

Platz: für 1000 Personen, einschließlich der infrarot-
beheizbaren Atrium-Anlage

Nebenräume: Festsaal und kleinere Räume

Leitung: Heinz Neureuther

Spezialitäten: internationale Küche mit Spezialgerichten
aus Österreich, Italien, Spanien, Frankreich, der
Schweiz, Rußland, den Balkanländern, den USA,
Lateinamerika; Wildgerichte

Sonderangebote: Schonkost- und Diätgerichte, für die
schlanke Linie, für Autofahrer, Kinderteller

Weine: gute Auswahl an Qualitätsweinen aus Deutschland, Österreich, Jugoslawien, der Schweiz, Frankreich, Italien, Ungarn

Biere: Pilsner Urquell vom Faß; Paulaner, Berliner
Weiße, Diät-Pils

Aus meinem Reise-Notizbuch
Daß man heute von »Gunzenlee« als kulinarischem
Treffpunkt spricht, ist einzig das Verdienst von Heinz
Neureuther. Dabei war das Haus anfangs nicht dafür
konzipiert. Aber die Ideen Neureuthers waren stärker als
die Widerstände. Eine Attraktion ist der Freiluftgrill.
»Gunzenlee« ist häufig Ort für kulinarische Großveran-
staltungen. Unvergeßlich bleibt mir ein festliches Essen
im mittelalterlichen Stil. Man hatte die ältesten erreich-
baren Rezeptbücher Bayerns ausgegraben und klöster-
liche Gerichte nachgekocht. Zum Beispiel eine Senfsuppe.

MARKTSCHELLENBERG BEI
BERCHTESGADEN

Hotel-Restaurant Moldan

8241 Marktschellenberg, Marktplatz 39
Telefon (0 86 50) 2 19

Anfahrt: Autobahn München–Salzburg, Ausfahrt
    Salzburg-Süd, in Richtung Berchtesgaden, 8 km
    (Grenze!); von Berchtesgaden in Richtung Salzburg,
    10 km
Parken: Parkplatz beim Haus
Geöffnet: täglich, außer montags, von 12–14 und von
    18–21 Uhr (warme Küche); im November geschlossen
Milieu: teils modern, teils rustikal eingerichtetes bürger-
    liches Haus
Platz: für 60 Personen
Leitung: Rudi Moldan
Spezialitäten: Weinbergschnecken, hausgeräucherter
    Lachs, Forelle blau oder Müllerin Art aus dem eigenen
    Bassin; Truthahnbrüstchen als Steak gebraten, mit
    Sauce Mousseline und fruchtigem Curry-Reis;
    Fondue Bourguignonne; regional: Schweinsbraten mit
    Knödel
Sonderangebote: Schonkostgerichte auf Bestellung,
    Kinderteller
Weine: Qualitätsweine von Rhein und Mosel; offene
    Weine
Biere: Pilsner Urquell, Berchtesgadener Hofbräu, König
    Pils
Getränkespezialität: Irish Coffee

Aus meinem Reise-Notizbuch
Die kernige oberbayerische Küche wird hier durch-
brochen. Nach »Hirn und Ei« und anderer »Brotzeit«
eine sympathische Abwechslung. Vor allem auch die her-
vorragenden Weine. Die als Steak gebratene Puterbrust
ist mehr etwas für kulinarische Geselligkeit, weniger für
Feinschmecker.

MÜNCHEN

A. Boettner

8000 München 2, Theatinerstraße 8
Telefon (08 11) 22 12 10

Lage: im Stadtzentrum, Nähe Marien-, Odeons-, Opern-
platz
Parken: Tiefgarage an der Oper 100 m
Geöffnet: täglich, außer an Sonn- und Feiertagen, von
10–24 Uhr; an Samstagen bis 15 Uhr
Milieu: »Frühstücksstube« mit sehr intimer Atmosphäre
Platz: für 30 Personen; Tischbestellung dringend
empfohlen
Leitung: Roland Hartung-Boettner
Spezialitäten: Hummer, Austern, Kaviar, Krebse, Trüf-
feln, Räucherlachs; Wildgerichte, z. B. Rebhuhn,
Fasan, Hase, Reh
Weine: deutsche und französische Spitzenweine
Biere: Pilsner Urquell, Spaten, Ale, Guinness Stout

Aus meinem Reise-Notizbuch
Eigentlich kein Restaurant, sondern ein Anhängsel des
Delikatessengeschäftes. Wegen der Güte der Leistungen
muß man damit rechnen, daß man nicht gleich einen
Platz bekommt. Die Küche ist erstklassig, die Bedienung
still und unauffällig, die Weine sind erlesen. Ein Ort,
um sich auf die Teller und Gläser zu konzentrieren.
Nach geglückten Einkäufen in der Stadt ist dies für mich
der Ort für ein Dutzend Austern und eine Flasche
blumigen Pouilly fumé. Oder für frische Krebsschwänze
in Dill-Sahne-Sauce.

MÜNCHEN

Chesa Rüegg

8000 München 22, Wurzerstraße 18
Telefon (08 11) 29 71 14

Lage: im Stadtzentrum, bei der Maximilianstraße, Nähe
Max-Josephs-Platz
Parken: im Hof; Parkhaus nebenan
Geöffnet: täglich, außer an Sonn- und Feiertagen, von
12–15 und von 18–1 Uhr
Milieu: Schweizer Spezialitäten-Restaurant mit rusti-
kaler Einrichtung
Platz: für 80 Personen
Leitung: Theo und Sigrid Rüegg
Spezialitäten: luftgetrocknetes Bündner Fleisch; Nieren-
Leber-Kalbs-Geschnetzeltes mit Rösti; fünf verschie-
dene Fondues; flambierte Desserts; regional:
Schweinsbraten, Kalbsbraten, Schweinshaxen
Sonderangebote: Fünf-Minuten-Teller, Schonkost-
gerichte
Weine: deutsche, französische, Schweizer Qualitätsweine;
offene Weine
Bier: Spaten
Getränkespezialität: Original Walliser Williams-Christ-
Birne

Aus meinem Reise-Notizbuch
Zum ersten Mal traf ich Theo Rüegg am Flambierwagen
mit einem Dessert aus Birnen und Likören, das er am
Tisch zubereitete. Das war vor mehreren Jahren in seinen »Walliser Stuben« in der Leopoldstraße. Seine Chesa
hat einen ganz anderen Charakter. Ernsthafter. Und sein
»Chalet Suisse« in der Prinzregentenstraße ist wieder anders. Es ist einfach unmöglich, in ein paar Zeilen diesen
beiden gastlichen Häusern gerecht zu werden. Man ißt –
hier wie dort – vernünftigerweise Schweizer Gerichte und
trinkt eidgenössische Weine.

MÜNCHEN

Conti-Grill
im Grand Hotel Continental

8000 München 2, Max-Joseph-Straße 5
Telefon (08 11) 55 79 71; Fernschreiber: 5 22 603

Lage: im Stadtzentrum, Nähe Stachus, Lenbachplatz
Parken: in den umliegenden Straßen; Tiefgarage
Geöffnet: täglich, außer an Sonn- und Feiertagen, von
    18.30–24 Uhr
Milieu: anspruchsvoll eingerichtetes Grillrestaurant
Platz: für 80 Personen
Nebenräume: 2, mit je 25 Plätzen
Leitung: Max Billig
Spezialitäten: junge Mastente vom Spieß, zwei junge
    Wachteln Café de Paris, Brochette Conti, Contifilet
Weine: internationale Spitzenweine
Biere: Löwenbräu, Fürstenberg

Aus meinem Reise-Notizbuch
Ein edler Raum in einem schönen Haus. Selten sieht
man kostbares antikes Dekor so geschmackvoll, vornehm
und un-protzig arrangiert wie hier. Die Küchenleitung
hat vor einiger Zeit gewechselt, aber alte Conti-Grill-
Liebhaber dürfen unbesorgt sein: die Qualität hat nicht
gelitten. Der eigentliche Fachmann im Hintergrund ist
Aloys Graf, bei dessen Küchenmeisterprüfung ich war
und der mir schon mehrfach seine hohe Kunst vorgeführt
hat.

MÜNCHEN

Goldene Stadt

8000 München 2, Oberanger 44
Telefon (08 11) 24 24 37

Lage: im Stadtzentrum, zwischen Marienplatz und
    Sendlinger-Tor-Platz
Parken: in den umliegenden Straßen; Parkhaus 200 m
Geöffnet: täglich von 11.30–15 und von 18–24 Uhr

Milieu: böhmisches Spezialitätenrestaurant
Platz: für 120 Personen
Nebenräume: für 15–35 Personen
Leitung: Dušan Hubácek
Spezialitäten: die klassische Prager Küche, typische
  Gerichte böhmischer Hausmannskost, z. B. Böhmi-
  sches Topinky, Prager Kuttelflecksuppe, Tafelspitz in
  Dillsauce mit böhmischem Knödel, Prager Schinken,
  gespickte Ochsenlende mit Sahnecremesauce und
  Knödel, Hasenrücken alt-böhmisch, Fasan Lobkowit-
  zer Art, Gänse- und Entenbraten, Beinfleisch mit
  Apfelkren, Prager Kalbs-Sahne-Beuscherl, Prager
  Dukaten, Filetsteak Schöne Pragerin; jeden Mittwoch:
  Böhmische Schlachtplatte; Desserts: Topfenknödel mit
  Zwetschgenröster, Livanzen, Marillenknödel, Duka-
  ten-Buchteln, hausgemachter Apfelstrudel
Weine: Spezialausschank böhmischer, mährischer und
  slowakischer Spitzenweine
Biere: Pils vom Faß; Weißbier, Diät-Pils
Getränkespezialitäten: Merunkovice, Borovicka, Tres-
  novice, Slivovice

Aus meinem Reise-Notizbuch
Ein ausgepichter Feinschmecker führte mich zum ersten
Mal dorthin. Er wollte sich an meiner Überraschung
weiden, wie er mir später gestand. Er kam auf seine
Rechnung. Und das, obgleich der Patron nicht anwesend
war und man dann meistens sein blaues Wunder erlebt.
Sie *können* hier nicht nur alles essen, sondern Sie *müssen.*
Aber natürlich nicht auf einmal. Deshalb als fester
Programmpunkt für jeden Ihrer München-Besuche zu
empfehlen.

MÜNCHEN

Humplmayr

8000 München 2, Maximiliansplatz 16
Telefon (08 11) 22 04 47

Lage: im Stadtzentrum, zwischen Lenbach- und Odeons-
  platz
Parken: in den umliegenden Straßen
Geöffnet: täglich von 11.30–15 und von 18–24 Uhr

Milieu: französisches Restaurant, anspruchsvoll rustikal
stilisiert
Platz: für 150 Personen
Leitung: Hartwig Franzen
Spezialitäten: Hummer in Champagner; gefülltes Stu-
benküken, Lammrücken vom Spieß, Peperonisteak
Brasilienne, Entrecôte Bourguignonne, gespicktes Och-
senfilet vom Spieß, Paillard vom Kalb
Weine: deutsche Spitzenweine; offene Weine
Biere: Pilsner Urquell, Spaten, Fürstenberg

Aus meinem Reise-Notizbuch
In diesem Haus herrscht die Perfektion: im Stil der
Innenarchitektur, des Service und der Küche. Manchen
erscheint Humplmayr snobbish, aber es ist wohl Distink-
tion. Man kommt dem Haus und den Kellnern allerdings
erst nach wiederholten Besuchen näher. Bestellen Sie auf
jeden Fall vorher einen Tisch. Besonders gemütlich und
bei Gästen begehrt sind die Nischen. Das Essen ist erlesen.

MÜNCHEN

Käfer-Schänke

8000 München 80, Prinzregentenstraße 73
Telefon (08 11) 47 60 11; Fernschreiber: 05 23 073

Lage: am Rande von Alt-Bogenhausen, Nähe Friedens-
engel und Prinzregententheater
Parken: eigener Parkplatz beim Haus; in den umliegen-
den Straßen
Geöffnet: täglich, außer an Sonn- und Feiertagen, von
11.30–24 Uhr
Milieu: französisches Restaurant, anspruchsvoll rustikal
stilisiert
Platz: für 180 Personen; im Sommer weitere 60 Plätze
auf der Terrasse
Leitung: Gert und Helmut Käfer; Geschäftsführer: Gert
Hetschko
Spezialitäten: Fische und Krustentiere, z. B. Lotte
Meunière, Mostelle de Nice, Tiger Prawns, Crêpe
Creole; großes Kaltes Buffet

Weine: deutsche und französische Qualitätsweine; offene
Weine
Biere: Paulaner Pils vom Faß; Pilsner Urquell, Münch-
ner Biere

Aus meinem Reise-Notizbuch
Dieses Haus ist fast schon »unbeschreiblich«, in wenigen
Notizen jedenfalls nicht darzustellen. Ist es die Origi-
nalität, sind es die Prominenten, ist es der Hauch von
Schickeria, die Freßlust in den Augen der Gäste,
die Duftmischung aus den Feinkostabteilungen nebenan? Sicher alles zusammen. Und dazu natürlich die
exzellenten Darbietungen auf dem Teller. Meerestiere in
allen Variationen lege ich Ihnen besonders an den
Gaumen. Dazu als Anfang einen Edelzwicker. Sich mit
den Flaschenweinen näher zu befreunden, ist leider kaum
Gelegenheit. Denn aus Rücksicht auf die wartenden
Gäste geht man meistens eher, als man eigentlich
möchte.

MÜNCHEN

Long Horn Corner
im Mövenpick

8000 München 2, Lenbachplatz 8
Telefon (08 11) 55 78 65

Lage: im Stadtzentrum, Nähe Stachus
Parken: Parkhaus 50 m
Geöffnet: täglich von 11.30–14.30 und von 17.30–23.30
Uhr; am 24. und 25. Dezember geschlossen
Milieu: ambitionierte Feinschmecker-Atmosphäre, Ker-
zenlicht
Platz: für 60 Personen
Leitung: K. H. Steitz; Franz Pichlmüller
Spezialitäten: Steaks vom Angus Beef, Salatwagen zum
Selbstbedienen; »Aus dem Schwyzer Ländli«; monat-
lich eine Sonderaktion, z. B. in Spargel, Lachs,
Artischocken, Langusten, Wild
Weine: vor allem Schweizer und französische Weine
Biere: Spaten, Guinness Stout vom Faß; Pilsner Urquell

Aus meinem Reise-Notizbuch

Aus dem Tagescafé wurde ein schickes Restaurant im
bekannten flotten Gastronomiestil dieses Schweizer
Unternehmens, das eine Symbiose mit drei tüchtigen
Münchner Fachleuten eingegangen ist. Attraktiv
die Sonderangebote und die offenen Weine. Guter Treffpunkt, auch – oder besonders – wenn man beim Warten
schon Vorgriffe auf die Karte wagen kann.

MÜNCHEN

Osteria Italiana

8000 München 13, Schellingstraße 62
Telefon (08 11) 28 18 82

Lage: im westlichen Teil Schwabings, Nähe Universität
und Technische Universität
Anfahrt: von der Innenstadt über Ludwig- oder Barerstraße, ca. 8 Autominuten
Parken: in den umliegenden Straßen
Geöffnet: täglich, außer sonntags, von 12–15 und von
18–24 Uhr; von Mitte Juli bis Ende August geschlossen
Milieu: italienisches Wein- und Speiserestaurant, gediegen und behaglich
Platz: für 90 Personen; im Sommer kleiner Gartenhof
mit 30 Plätzen
Leitung: Giulio und Clotilde Salvatori

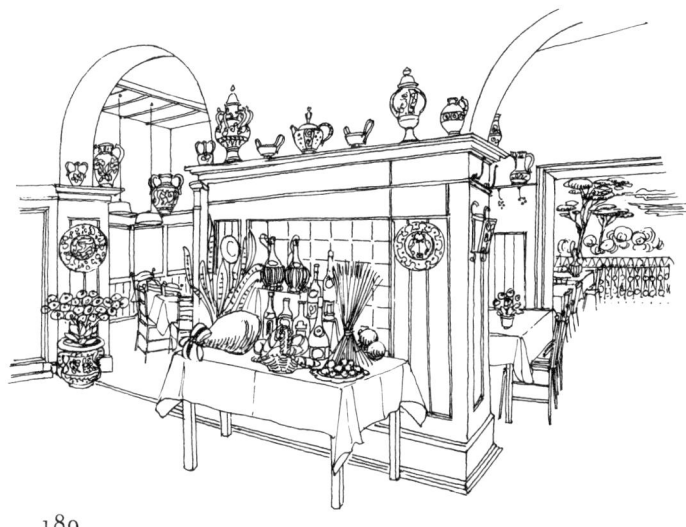

Spezialitäten: hausgemachte Teigwaren, Fischsuppen,
Fischgerichte, Salate
Weine: italienische Spitzenweine, Originalabfüllungen
direkt ab Weingut, eigener Import
Kein Bier!

Aus meinem Reise-Notizbuch
Ja, von außen verrät noch nichts den süßen Kern. Drinnen wird original italienisch gekocht. Die Bekanntschaft mit der Osteria verdanke ich einem Mann, mit dem ich anfangs nur beruflich zu tun hatte. Im Laufe der Jahre wurde ein freundschaftliches Verhältnis daraus. Sie sollten auf jeden Fall die köstliche Fischsuppe probieren, die Zuppa mit verlorenem Ei und außerdem die Spezialitäten der Tageskarte beachten. Stellen Sie sich mit der (mittelalterlichen) weiblichen Bedienung gut! Dann werden Sie mit Sicherheit ganz vorzüglich speisen.

MÜNCHEN

Schwabinger Grillroom

8000 München 13, Georgenstraße 26
Telefon (08 11) 39 31 01 und 34 31 40

Lage: im westlichen Teil Schwabings, Nähe Universität
Anfahrt: von der Innenstadt über Ludwig- oder Barerstraße, ca. 10 Autominuten
Parken: in den umliegenden Straßen
Geöffnet: täglich von 12–15 und von 17–1 Uhr
Milieu: modern eingerichtetes Grillrestaurant
Platz: für 100 Personen; im Sommer 100 Plätze auf der Terrasse
Leitung: Walter Fimmel
Spezialitäten: hausgebeizter Räucherlachs; T-Bone-Steak, Porterhouse-Steak (sämtliche Steaks vom Holzkohlengrill), viele Spezialgerichte vom Grill und aus der Pfanne; Salate mit 9 verschiedenen Dressings nach Wahl, am Tisch zubereitet; ausländische Spezialitätenwochen
Sonderangebote: Schonkostgerichte auf Bestellung
Weine: naturreine Weine von 8 deutschen Weingütern; offene Weine; Burgunder- und Bordeauxweine
Biere: Pilsner Urquell, Spaten vom Faß

Aus meinem Reise-Notizbuch
Unter Münchens Speisegaststätten ist der Grill von
Schwabing wohl der zwangloseste. Am besten schmeckt's,
wenn Köche und Kellner nicht so gehetzt sind. Zu
außergewöhnlicher Zeit also. Bei den Salaten äußern
Sie Ihre Wünsche bitte sehr präzise. Sie haben mehr
davon – fürs gleiche Geld!

MÜNCHEN

Schwarzwälders Naturweinhaus

8000 München 2, Hartmannstraße 8
Telefon (08 11) 22 72 16 und 22 29 29

Lage: im Stadtzentrum, zwischen Frauenkirche und
    Promenadeplatz
Parken: in den umliegenden Straßen; Parkhaus 300 m
Geöffnet: täglich von 11.30–24 Uhr
Milieu: behaglich-gediegen eingerichtetes Weinhaus und
    Spezialitätenrestaurant
Platz: für 250 Personen
Nebenräume: für 10–50 Personen
Leitung: Friedrich Jahn; Geschäftsführer: Horst Voll-
    precht

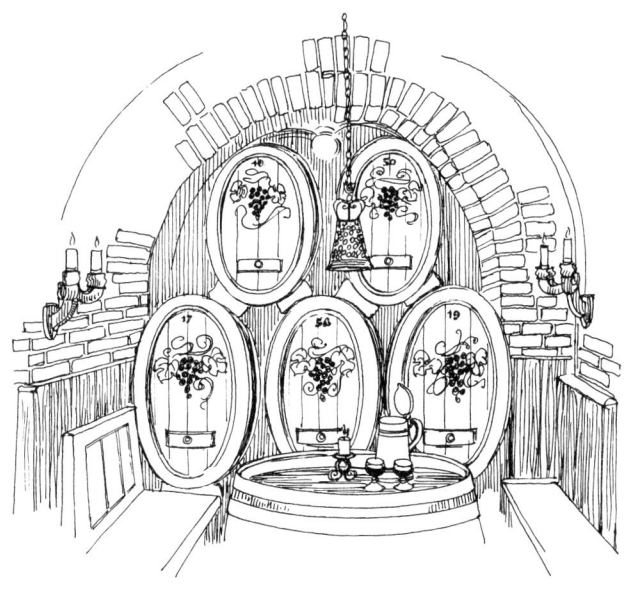

Spezialitäten: gespickter Rehrücken Baden-Baden; Seezunge gefüllt mit Langustenragout; Truthahnbrust-
medaillons in Currysauce; regional: Spanferkel
Weine: eigenes Weingut in Diedesfeld/Pfalz; Weine aus
fast allen Anbaugebieten der Erde
Kein Bier!

Aus meinem Reise-Notizbuch
Erfreulich, daß hier kein Gastro-Snobismus um sich
gegriffen hat wie in ähnlich renommierten Restaurants.
Dieses Haus ist etwas für stille Feinschmecker, die hier
sozusagen zum festen Inventar gehören. Ist es Zufall,
daß ich im »Schwarzwälder« nie bayerische Gerichte
bestelle? Sicher nicht – zumal das Haus aus alter Tradition den bemerkenswerten Mut aufbringt, im Herzen der
Bayern-Metropole kein Bier auszuschenken!

MÜNCHEN

Tantris

8000 München 40, Johann-Fichte-Straße 7
Telefon (08 11) 36 20 61

Lage: im Norden Schwabings, zwischen Ungerer- und
äußerer Leopoldstraße, Nähe Mittlerer Ring (Schen-
kendorfstraße, Autobahnausfahrt Nürnberg)
Parken: eigener Parkplatz beim Haus
Geöffnet: täglich, außer an Sonn- und Feiertagen, von
12–15 und von 18.30–24 Uhr
Milieu: kultivierte, behagliche Atmosphäre in modern
eingerichteten Räumen
Platz: für 160 Personen; im Sommer 60 Plätze im
überdachten Gartenhof
Leitung: Ingeborg E. Hartmann; Küchenchef: Eckart
Witzigmann
Spezialitäten: Geflügelgerichte, z. B. junges Huhn sau-
tiert mit frischen Krebsschwänzen, gefüllte und getrüffelte Taube; Lamm in verschiedenen Zubereitungen, z. B. ganz junge Lammkeule vom Spieß für
4–6 Personen (auf Vorbestellung); Steaks vom Holzkohlengrill

Weine: große Auswahl an Burgunder- und Bordeauxweinen; Qualitätsweine aus den deutschen Anbaugebieten, dem Elsaß und der Schweiz
Biere: Pilsner Urquell, Paulaner vom Faß; Tuborg

Aus meinem Reise-Notizbuch
Das Denkmal für Gourmets hat sich der Hausherr selbst
gesetzt. Es fehlt an nichts, vor allem nicht an hervor-
ragenden Speisen und guten Weinen. Das »Tantris« ist
die Summe vieler Reisen und Erfahrungen, und des Rates
von kundigen Freunden. Buchstäblich ein Tempelbau, in
dem Gastronomie zelebriert wird. Geben Sie sich als
Feinschmecker zu erkennen, dann wird's noch schöner.
Lassen Sie sich Zeit und sehen Sie nicht aufs Geld!

MÜNCHEN
Walliser Stuben

8000 München 23, Leopoldstraße 33
Telefon (08 11) 34 80 00 und 32 82 98

Lage: im Zentrum Schwabings
Anfahrt: von der Innenstadt über Ludwigstraße, Sieges-
tor, ca. 8 Autominuten
Parken: in den umliegenden Straßen
Geöffnet: täglich, außer an Sonn- und Feiertagen,
von 17–1 Uhr
Milieu: Schweizer Spezialitätenrestaurant, komfortabel-
rustikaler Zuschnitt, offener Kamin
Platz: für 140 Personen; im Sommer Biergarten
Nebenraum: für 15 Personen
Leitung: Adi Holzmüller
Spezialitäten: Grill- und Pfannengerichte, z. B. Pepe-
ronisteak, Rumpsteak Provençale, Walliser Steak,
Geschnetzeltes Luzerner Art, Tessiner Spießchen,
Pariser Medaillons mit Knoblauchbutter, Fondue
Bourguignonne; Bündner Fleisch
Weine: gute Auswahl an Schweizer Weiß- und Rot-
weinen; Spitzenweine aus Deutschland; Burgunder-
und Bordeauxweine
Bier: Pils vom Faß
Getränkespezialitäten: Cassis mit trockenem Weißwein;
Birnen- und Pflümlischnaps

Aus meinem Reise-Notizbuch
Das Restaurant hat seit einiger Zeit einen Münchner
Wirt. Die Küche bemüht sich weiter um Schweizer Kü-
chenstil. Der Charme des Interieurs ist dabei eine gute
Brücke. Interessant die Schweizer Weine, die zum
Teil recht selten sind. Für mich wird etwas zuviel am
Tisch gekocht. Wie sagte doch Alfred Walterspiel: Ge-
kocht wird in der Küche!

MÜNCHEN

Restaurant Walterspiel
im Hotel Vier Jahreszeiten

8000 München 22, Maximilianstraße 17
Telefon (08 11) 22 88 21; Fernschreiber: 5 23 859

Lage: im Theaterviertel des Stadtzentrums, Nähe Max-
 Josephs-Platz
Anfahrt: über Altstadtring
Parken: eigener Parkplatz beim Haus
Geöffnet: täglich von 12—15 und von 18—1 Uhr
Milieu: kultivierte, traditionsreiche Atmosphäre
Platz: für 120 Personen
Nebenräume: 2, für 20—40 Personen
Leitung: Michel Maass
Spezialitäten: Sauté gourmandais, Kalbsmedaillons
 Diplomaten Art, Lendensteaks Nymphenburg
Weine: gute Auswahl an deutschen und ausländischen
 Qualitätsweinen
Biere: Pilsner Urquell, Pschorr vom Faß; Münchner
 Biere, Tuborg, Guinness Stout

Aus meinem Reise-Notizbuch
Obgleich in andere Hände übergegangen, wird das Hotel
wieder von einem Walterspiel geleitet. Die Tradition hat
der Zukunft weichen müssen. Doch die Aussichten sind
gut. Die Küche ist zu Höchstleistungen fähig, der junge
Küchenchef hat beträchtliche Qualitätsreserven. Man
muß sie nur herausfordern. Für Freitagabend empfehle
ich das kalt-warme Buffet.

NÜRNBERG

Weinhaus Goldenes Posthorn

8500 Nürnberg, An der Sebalduskirche
Telefon (09 11) 22 51 31

Lage: im Stadtzentrum, Nähe Sebalduskirche, Rathaus-
  platz, Hauptmarkt
Parken: Parkplatz am Haus; in den umliegenden
  Straßen
Geöffnet: täglich, außer an Sonn- und Feiertagen, von
  9–15 und von 17–1 Uhr; während der Messen und
  Kongresse auch sonntags
Milieu: Alt-Nürnberger Weinhaus
Platz: für 150 Personen; im Sommer Garten-Grill
Nebenraum: Postillon-Club im 1. Stock
Leitung: Heinzrolf M. Schmitt
Spezialitäten: eigenimportierte Austern, Meeresfrüchte;
  Tournedos Enrico am Tisch zubereitet; Spargel in
  verschiedenen Zubereitungen; gastronomische Schwer-
  punktwochen; regional: Nürnberger Bratwürstchen,
  fränkische Karpfen, Alt-Nürnberger Menü
Sonderangebote: Schonkostgerichte auf Bestellung
Weine: gute Auswahl an internationalen Spitzenweinen;
  fränkische Weine, darunter seltene Rotweine
Biere: Pilsner Urquell, Löwenbräu, Tucher

Aus meinem Reise-Notizbuch
Mehrere Gaststätten streiten sich im süddeutschen Raum
um den Ruhm, »ältestes Wirtshaus« zu sein. Im »Goldenen Posthorn« gab es immerhin schon im Jahre 1498
Weinhandel, wie man auf Originaldokumenten an den
Wänden lesen kann. Wesentlich für die Qualität ist aber
nicht das Haus, sondern der Wirt. Heinzrolf Schmitt ist
ein Gastro-Fanatiker. Nur nicht zuviel Flambiertes!
Wo Sie sitzen, saßen vor Ihnen – so will es die Legende
des Hauses – Dürer, Sachs, Wagner.

NÜRNBERG

Gasthaus Rottner

8500 Nürnberg-Großreuth bei Schweinau, Winter-
straße 15
Telefon (09 11) 61 20 98

Lage: am südwestlichen Stadtrand von Nürnberg, vom
Stadtzentrum ca. 10 Autominuten
Anfahrt: von der Innenstadt auf der Rothenburger
Straße stadtauswärts, 4 km
Parken: eigener Parkplatz beim Haus
Geöffnet: täglich, außer sonntags, von 11–15 und von
18–22 Uhr (warme Küche); im August drei Wochen
geschlossen
Milieu: Spezialitätenrestaurant in gemütlichen, alt-
fränkisch eingerichteten Gaststuben
Platz: für 150 Personen; im Sommer 100 Plätze im
Garten
Leitung: Konrad Rottner
Spezialitäten: Süßwasserfische aus dem eigenen Bassin;
Wildgerichte, z. B. junge Wildente, Rehpastete in der
Kruste, junges Wildschwein, Hasenkeule in Wachol-
derrahm; regional: Spargel von eigenen Feldern;
hausgemachte fränkische Würste
Weine: deutsche und französische Spitzenweine; Fran-
kenweine offen und im Bocksbeutel
Biere: Humbser Pils vom Faß; Pilsner Urquell

Aus meinem Reise-Notizbuch
Ein Wirt und Koch aus Leidenschaft, mit Fantasie und
geschickter Hand. Seine frisch geräucherten Karpfen-
viertel auf dem Nürnberger Burghof werde ich nie
vergessen. Ein Haus für die Feinschmecker unter den
Autotouristen, ein Relais des guten Geschmacks.

ROTTACH-EGERN

Hotel-Restaurant Bachmair am See

8183 Rottach-Egern, Seestraße 47
Telefon (0 80 22) 64 44; Fernschreiber: 5 26 920

Anfahrt: Autobahn München–Salzburg, Ausfahrt Holz-
kirchen in Richtung Süden, 26 km
Parken: eigener Parkplatz beim Haus
Geöffnet: täglich durchgehend
Milieu: komfortabel aufgemachte bayerisch-barocke
Rustikalität
Platz: für 300 Personen; im Sommer 100 Plätze auf der
Gartenterrasse
Nebenräume: Festsaal, Fischerstube, mehrere kleinere
Räume mit Platz für 10–120 Personen
Leitung: Karl Rauh
Spezialitäten: Räucherlachs nach eigenem Rezept, frisch
geräucherte Forelle, Bouillabaisse; sautiertes Kalbs-
filet, Filetspießchen, T-Bone-Steak, Spanferkel
Sonderangebote: Schonkost- und Diätgerichte
Weine: Spitzenweine des Landes, vor allem Mosel-Saar-
Ruwer- und badische Weine
Biere: Pilsner Urquell, Tegernseer Hofbräu vom Faß

Aus meinem Reise-Notizbuch
Der liebe Max Bachmair starb zu früh. Die Küche wird
meisterhaft geführt, war aber für mich nie die Hauptsache. Die Schönheiten von Haus und Umgebung lenken
vom Teller ab. Bayerische Speisen nur wenig. Die Gäste
sind international. Ein Haus, in dem sich Hoteliers so
wohl fühlen, daß sie zu Stammgästen wurden.

SONTHOFEN (OBERALLGÄU)

Kur- und Sporthotel Sonnenalp

8972 Sonthofen
Telefon (0 83 21) 6 27 ‹7 21›; Fernschreiber: 5 4 465

Lage: im Süden von Sonthofen, abseits gelegen
Anfahrt: von Sonthofen auf B 19 in Richtung Oberst-
dorf, nach 3 km rechts einbiegen
Parken: eigener Parkplatz beim Haus
Geöffnet: täglich von 7–24 Uhr
Milieu: alpenländisch, komfortabel, anspruchsvoll
Platz: für 300 Personen; im Sommer 200 Plätze im
Garten
Nebenräume: für bis 120 Personen
Leitung: Karlheinz und Gretl Fäßler
Spezialitäten: vom Holzkohlenrost, z. B. Bachforelle im
Kräuterhemd, Langustenschwanz mit Estragon mari-
niert, Medaillons vom Kalbsfilet; Wildgerichte, z. B.
gespickter Hasenrücken mit hausgemachten Spätzle,
Wälder-Frischlingsrücken mit Tiroler Speckknödel;
regional: Allgäuer Suppentopf, Allgäuer Flädlesuppe,
Allgäuer Schweinerücken, Allgäuer Rahmgeschnetzel-
tes mit hausgemachten Spätzle
Sonderangebote: Schonkostgerichte, Rohkost-Buffet,
Kinderteller
Weine: naturreine Weine aus allen deutschen Anbau-
gebieten; offene Weine
Biere: Pilsner Urquell, Hirschbier vom Faß; Münchner
Biere, Düsseldorfer Alt

Aus meinem Reise-Notizbuch
Ein Haus der Spitzenklasse, nichts für eine schnelle Rast.
Hier sollten Sie ein oder zwei Tage bleiben. Eine unver-
gleichlich harmonische Innenausstattung und große kulinarische Tradition. Schon die wenigen auf diesem Blatt
aufgeführten Hausspezialitäten zeigen den gepflegten Stil
der Küche. Allen, denen ich die »Sonnenalp« empfahl,
klopften mir später anerkennend auf die Schulter. Dem
Wirt sollte man auf die Schulter klopfen!

BAD TÖLZ

Weinstube Schwaighofer

8170 Bad Tölz, Marktstraße 17
Telefon (0 80 41) 27 62

Lage: im Ortszentrum, an der Hauptstraße
Anfahrt: Autobahn München–Salzburg, Ausfahrt Holz-

kirchen, auf B 13 in Richtung Süden, 50 km von
München
Parken: vor dem Haus; Parkplatz am Isarkai 300 m
Geöffnet: täglich von 10.30–15 und von 18–24 Uhr,
außer montags ab 15 Uhr und dienstags
Milieu: gutbürgerliches, gemütliches Weinrestaurant
Platz: für 65 Personen
Leitung: Eduard Römer
Spezialitäten: französische Küche; Weinbergschnecken,
Zwiebelsuppe, Pfeffersteak mit Cognac flambiert,
Chateaubriand; Omelette mit Kirsch flambiert
Sonderangebote: Schonkostgerichte
Weine: Burgunder- und Bordeauxweine
Bier: Pilsner Urquell
Getränkespezialität: Calvados aus der Normandie

Aus meinem Reise-Notizbuch
Nicht alle Münchner kennen diese Weinstube mit dem
guten Essen. Auch wenn sie schon in Tölz waren. Keine
vordergründige Werbung. Mehr eine stille Einkehr für
automüde Menschen. Weine sorgfältig aussuchen!

WÜRZBURG

Hotel und Restaurant Daxbaude

8702 Würzburg-Versbach, Würzburger Straße 76
Telefon (09 31) 2 10 01

Lage: an der Stadtgrenze zwischen Würzburg und
Versbach
Anfahrt: vom Stadtzentrum über Berliner Ring, Schwein-
furter Straße, Versbacher Landstraße
Parken: eigener Parkplatz beim Haus
Geöffnet: täglich von 11–15 und von 18–23 Uhr
(warme Küche)
Milieu: französisches Restaurant »Taverne Royale« und
»Marktplatz«, in altes Mühlengehöft eingebaut,
rustikal eingerichtet
Platz: für 180 Personen
Nebenräume: 3, für 30–100 Personen
Leitung: Roland Hornickel
Spezialitäten: Riesen-Scampi vom Grill mit einer speziel-
len Currysauce; Poularde gefüllt mit Gänseleber und

Hummerkrabben; gebackene Kalbfleischtasche; jeden
Freitag frische Bouillabaisse, jeden Samstag Lamm-
koteletts vom Holzkohlengrill
Weine: Eigenimport von Landweinen; französische
Weine; offene Weine
Bier: Hannen Alt vom Faß
Getränkespezialitäten: Armagnac aus dem Jahr 1949,
Calvados, Crème de Noix, Framboise, Prune

Aus meinem Reise-Notizbuch
Zwischen modernen Hochhäusern eine alte Mühle im
Tal, die durch den Kontrast an Reiz gewinnt. Durch
geschickten Ausbau konnte viel vom alten Baubestand
gerettet werden. Eine riesige Speisenauswahl erwartet
Sie. Angesichts ihrer dürfen Sie die Übersicht, sollten
Sie aber nicht den Mut verlieren – sondern wiederkommen und weiter probieren. Denken Sie auch an die
offenen Rhôneweine im bauchigen Kelchglas.

WÜRZBURG

Wein- und Fischhaus Schiffbäuerin

8700 Würzburg, Katzengasse 7
Telefon (09 31) 4 24 87

Lage: auf dem linken Mainufer, nahe der Alten Main-
brücke
Anfahrt: über Friedensbrücke oder über Löwenbrücke
Parken: in den umliegenden Straßen
Geöffnet: täglich, außer montags, von 11.30–14 und von
17.30–21.30 Uhr (warme Küche)
Milieu: altdeutsche Fischerstube
Platz: für 90 Personen
Leitung: Fritz Knies
Spezialitäten: Meefischle gebacken; Aal, Hecht, Karpfen,
Schleie, Waller – je nach Eintreffen vom Fang – im
Spezialsud des Hauses mit Butter und Kartoffeln
Weine: Frankenweine, offen und im Bocksbeutel
Biere: Würzburger Flaschenbiere

Aus meinem Reise-Notizbuch
Die Dame Schiffbäuerin werden Sie vergebens suchen.
Dafür zeigt Ihnen der Wirt gerne das große Fischbassin

und fragt Sie eigentlich nur drei Sachen: Sollen es Meen-
fischle sein oder Forelle oder Waller? Ja, hier sagt man
schon Waller zum Wels, obgleich eigentlich erst der
Donau-Wels so genannt wird. Das Restaurant ist wenig
aufwendig, eher funktional. Wenn etwas vom Bocks-
beutelwein verschwappt, kümmert's keinen. Die gebackenen Fische bekommen Sie auf schwerem Geschirr
und mit einfachem Besteck. Das ist richtig so. Alles andere würde stören. Ein Gourmet sagt Würzburg und denkt
Schiffbäuerin. Soll man da noch viele Worte machen?

Weitere empfehlenswerte Lokale zum Ausprobieren

AUGSBURG

Hotel-Restaurant Drei Mohren
Maximilianstraße 40, Tel. 2 03 21

Riegele
Bahnhofplatz, Tel 3 90 39

AYING bei München

Brauerei-Gasthof Aying
Tel. (0 81 83) 2 21

BERCHTESGADEN

Hubertusstuben im Hotel Vier Jahreszeiten
Maximilianstraße 20, Tel. (0 86 52) 26 37 und 44 73

BERG am Starnberger See

Strandhotel Schloß Berg
Tel. (0 81 51) 56 21

COBURG

Hotel Goldene Traube
Am Viktoriabrunnen 2, Tel. (0 95 61) 22 21 und 24 14

DAXBERG bei Aschaffenburg

Daxbaude
Tel. (0 60 29) 2 59

ERLANGEN

Fischküche Silberhorn
Wöhrstraße 13, Tel. 2 30 05; Karpfen, Forelle und
andere Süßwasserfische

GARMISCH-PARTENKIRCHEN

Chesa Reindl
Schmiedstraße 1, Tel. (0 88 21) 5 21 81;
Schweizer Spezialitäten

Clausings Posthotel
Marienplatz 12, Tel. (0 88 21) 43 55

Hotel-Restaurant Marktplatz
Marienplatz 9, Tel. (0 88 21) 31 90

GRÜNWALD bei München

Forsthaus Wörnbrunn
Im Grünwalder Forst, Tel. (08 11) 6 41 22 88

HOBBACH bei Obernburg am Main

Fritjofs Kornkammer
Tel. (0 93 74) 4 62

LOHR am Main

Gasthaus zur Post
Hauptstraße 51, Tel. (0 93 52) 5 40

MAINBURG in der Holledau

Espert-Klause
Espertstraße 7, Tel. (0 87 51) 3 42

MÜNCHEN

Bodega
Siegesstraße 17 (Schwabing), Tel. 39 50 07

Restaurant Bologna
Leopoldstraße 23 (Schwabing), Tel. 33 89 39;
italienisches Restaurant

La Bonne Auberge
Oskar-von-Miller-Ring 34, Tel. 34 44 22;
französische Küche

Chalet Suisse
Prinzregentenstraße 60 (Bogenhausen), Tel. 45 88 74;
s. auch unter Chesa Rüegg, Seite 184

Donisl
Am Marienplatz, Tel. 22 55 08; Weißwürste und bayerische Schmankerl

Ewige Lampe
Residenzstraße 15, Tel. 22 09 49

Griechische Taverne beim Costa
Barerstraße 42 (Schwabing), Tel. 29 96 98

Grüne Gans
Am Einlaß 5, Tel. 24 17 49; Steak-Spezialitäten

Halali
Schönfeldstraße, Tel. 28 55 94

Grillrestaurant im Holiday Inn
Leopoldstraße 200 (Schwabing), Tel. 34 09 71

Weinrestaurant Holzbaur
Frauenstraße 10, Tel. 22 41 41

Sankt Hubertus im Hotel Excelsior
Schützenstraße 11, Tel. 55 79 06; Wildgerichte

K. u. K. Monarchie
Reichenbachstraße 22, Tel. 26 43 14;
Spezialitäten aus Österreich, Ungarn, Böhmen

Zum Klösterl
St.-Anna-Straße 2, Tel. 22 50 86;
böhmische Spezialitäten

Königshof-Terrasse
Karlsplatz 25, Tel. 55 84 12

Milan
Weinstraße 7, Tel. 22 55 50; Balkanspezialitäten

Weinhaus Neuner
Herzogspitalstraße 8, Tel. 29 41 31

Nürnberger Bratwurstglöckl am Dom
Frauenplatz 9, Tel. 22 03 85

Steakhouse-Bazaar
Marktstraße 3 (Schwabing), Tel. 34 14 82;
Steaks und Salate

Tai-Tung
Amalienstraße 25 (Schwabing), Tel. 22 58 04;
chinesisches Restaurant

Traders Vic im Hotel Bayerischer Hof
Promenadeplatz 6, Tel. 22 88 71

NÜRNBERG

Bratwurst-Herzle
Brunnengasse 11, Tel. 22 68 10;
Nürnberger Rostbratwürste

Nassauer Keller
Karolinenstraße 2, Tel. 22 59 67

Opatija und Taverne
Hauptmarkt 10, Tel. 22 71 96; jugoslawische Spezialitäten

Steichele
Knorrstraße 2, Tel. 22 42 73; Weinstuben

Walliser Kanne
Königstorgraben, Tel. 20 36 21; Walliser Spezialitäten

RONSBERG bei Obergünzburg

Weinhaus Held
Tel. (0 83 72) 2 83; Fonduespezialitäten

ROSENHEIM

Park-Hotel Crombach
Kufsteiner Straße 2, Tel. (0 80 31) 70 11

ROTHENBURG

Eisenhut
Herrngasse 3, Tel. (0 98 61) 20 41

Zur Glocke
Untere Schmiedgasse 29, Tel. (0 98 61) 23 55;
Glockenweinstuben

Gasthof zur Weißach
Weißach, Tel. (0 80 22) 64 52

ROTTACH-EGERN

Restaurant im Hotel Zur Überfahrt
Überfahrtstraße 7, Tel. (0 80 22) 60 93

RUHPOLDING

Restaurant Sonnenbichl
Brandstätter Straße 48, Tel. (0 86 63) 3 50

SCHWEINFURT

Weinstube Gößwein
Fischerrain 67, Tel. (0 97 21) 2 22 82; Meefischle und
fränkische Spezialitäten

SONTHOFEN

Restaurant Deutsches Haus
Am Rathausplatz 1, Tel. (0 83 21) 24 26

BAD TÖLZ

Gasthof Zantl
Salzstraße 31, Tel. (0 80 41) 7 94

BAD WIESSEE

Taverne
Hirschbergstraße 10, Tel. (0 80 22) 83 07; Restaurant
des Kurhotels Völkner

WUNSIEDEL

Kronprinz von Bayern
Maximilianstraße 27, Tel. (0 92 32) 35 09; Scampi,
Hummer, Austern

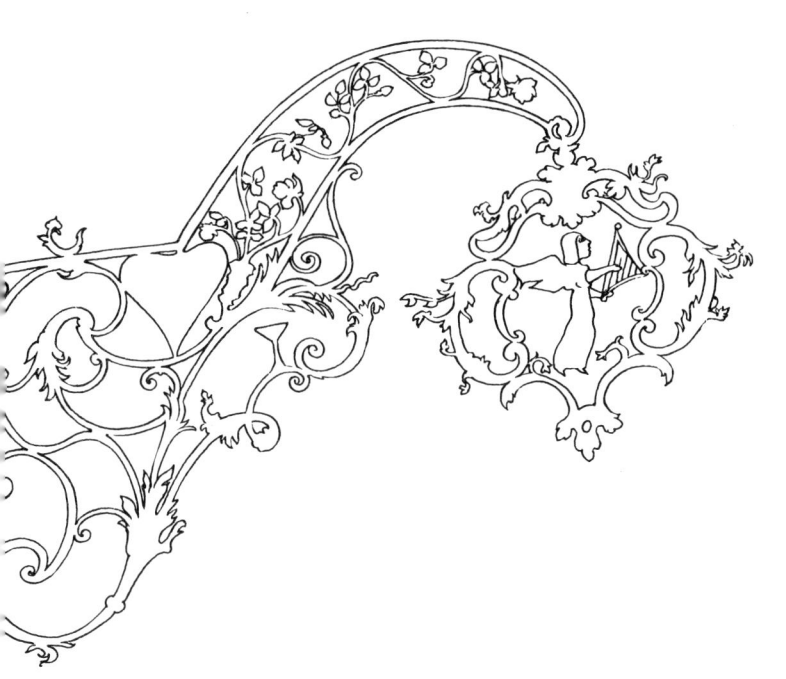

Wörterbuch
der
feinen Küche

Wörterbuch der feinen Küche

Auf den Speisekarten finden sich oft kulinarische Fachausdrücke, deren Bedeutung und Herkunft nicht jedem geläufig sind. Dieses kleine »Wörterbuch« soll sie angehenden und fortgeschrittenen Feinschmeckern erläutern. Da die Fach-Terminologie sehr umfangreich ist, erhebt es keinen Anspruch auf Vollständigkeit.

Admirals-Art · Gerichte, wie sie Seehelden lieben. Meerestiere der feinen Prominenz, wie Muscheln, Austern, Krebsschwänze, Sauce mit Krebsbutter verquirlt. Aber auch gute Sachen vom Land, wie Champignonköpfe und Trüffeln, gehören zu den Gerichten nach Admirals-Art.

Agnès Sorel · (1410–1450), eine der liebenswertesten Frauen ihrer Zeit. In 40 Lebensjahren tat sie viele gute Werke. So sanft wie ihr Wesen sind die Zutaten zu den Gerichten, die ihren Namen tragen. Es sind Geflügel, Geflügelfarce, Champignonscheiben, Pökelzunge und Trüffeln.

Aida · Mischung aus Suezkanal und Italien. Gedünstete Fischfilets erhalten eine dicke Auflage von Krabben und darauf geriebenen Parmesan. In der Ofenhitze entsteht eine appetitliche Kruste. Wer mag, kann Madeirasauce dazu essen.

Albufera · Nach Louis Gabriel Suchet, Herzog von. Die nach ihm benannte Zubereitung einer Poularde sieht eine Füllung aus Reis, Trüffel- und Gänseleberwürfeln sowie Beilagen von Trüffeln, Champignons, Hahnennieren und Pökelzunge vor.

Alexandra · Frau König Eduards II. von Großbritannien (1844–1925). Nach ihr benannt sind Hühnerbrüstchen, die mit Streifen von Trüffeln und Pökelzunge gespickt, mit Käsesauce übergossen und überkrustet wurden. Dazu gibt's Reis. Eine *Seezunge Alexandra* wird mit Trüffelscheiben belegt, mit Käsesauce überzogen und gebräunt.

Algerisch · Scharf schmeckende Fleischgerichte, die mit gedünsteten Tomaten und Tomatensauce mit Streifen von grünen Paprikaschoten als Einlage versehen werden.

Allumettes · Französisch für Streichhölzer. Wenn man rohe Kartoffeln nach dem Schälen in feine Stäbchen von Streichholzgröße schneidet und in Fett schwimmend hellbraun backt, erhält man *Pommes Allumettes*.

Amerikanische Art · Bezeichnung für Hummern, die nach dem Kochen und Auslösen aus dem Panzer in Scheiben geschnitten werden.

Amourettes · Runde, gebackene Scheiben aus dem Rückenmark von Kälbern.

Angels on Horseback · Französisch *Anges à Cheval:* Speck-scheiben, gewickelt, auf Spieße gesteckt und gebraten.

A l'Anglaise · Französisch für auf englische Art. *Roastbeef à l'Anglaise* ist englisch gebraten, innen also deutlich rosa. Gemüse à l'Anglaise werden in gesalzenem Wasser ge-kocht, abgegossen und mit Butterflocken belegt.

Antiber Art · Bezeichnung für ölgebackene Fische, die auf ölgebackenen Auberginenhälften liegen und mit gedün-steten Tomaten belegt sind. Eine südfranzösische Zube-reitung, natürlich nur mit Olivenöl.

Argenteuil · In Frankreich die Stadt des Spargels. Gerichte à l'Argenteuil haben deshalb immer Spargel als Zutat.

(Rum) baba · Luftiges Gebäck mit zahlreichen Poren, in kleinen runden Formen gebacken, nach dem Abkühlen mit Rumsirup getränkt. Oft mit Schlagsahne verziert.

Badische Art · Bei Fischgerichten die Zutat von Fischklößen, kleinen Zwiebeln, Champignons, saurer Sahne und Zitronenscheiben. Die braune Sauce wird mit Rotwein, Sahne und Sardellenbutter vermischt. Bei Fleischgerich-ten gehören Rotkohl, gebratene Schnitten von geräu-chertem Bauchspeck und Kartoffelpüree dazu.

Bagration · Russischer Feldherr (1765–1812). Eine Suppe gleichen Namens wird aus Kalbfleisch gekocht, erhält eine Einlage aus geschnittenen Makkaroni und obenauf geriebenen Parmesan. Ein *Salat Bagration* besteht aus gekochtem Hühnerfleisch, Staudensellerie, Artischocken-böden, Makkaronistücken, Streifen von Pökelzunge, Trüffeln, gewiegter Petersilie, hartgekochten, gehackten Eiern und Mayonnaise mit Tomatenmark.

Ballottines · Gefüllte Geflügelkeulchen. Anstelle des ent-fernten Knochens wird eine Füllung eingespritzt.

Baltimore · Fleischgerichte und Geflügel mit Beilagen aus Maiskörnern, Tomatenscheiben und grünen Pfeffer-schoten (Peperoni).

Balzac · Honoré de, bekannter französischer Schriftsteller und Feinschmecker (1799–1850). Gerichte, die seinen Namen tragen, bestehen aus gedünsteten Fleischscheiben mit Geflügelklößchen, Wildpüree, gefüllten Oliven und brauner Sauce.

Barbecue · In den USA der gemauerte Gartengrill, auf dem Fleischstücke, Würste, Gemüse und Obst gegrillt werden.

Bardieren · Küchenfranzösisch für das Umwickeln hitze-empfindlicher Teile des Bratens (wie Fasanenbrust) mit dünnen Speckscheiben. Diese Scheiben werden nach dem Braten nicht mitgegessen.

Baron de Mouton · Hammelbraten, bestehend aus dem gan-zen Rücken mit den beiden Keulen.

Barquettes · Französisch für Gebäck in Form von Schiffchen. Werden mit Gemüse, Salaten und Cremes (Gänseleber-creme) gefüllt und als Vorspeise oder Beilage verwendet.

Bauern-Art · Fleischgerichte, die mit frischen Gartengemüsen (Möhren, weißen Rübchen, Knollensellerie, Zwiebeln), Kartoffelwürfeln und Speckwürfeln geschmort und gebraten werden.

Bayrische Creme · Süßspeise aus Schlagsahne, Eiern, Zucker und flüssigem Gelee. Bayrische Creme wird oft als Füllung gebraucht.

Béarner Sauce · Ein kostbares Küchenprodukt aus Eigelben, Gewürzen, Estragonessig und flüssiger Butter. Sie wird im Wasserbad cremig geschlagen und muß sofort auf den Tisch, weil man sie nicht aufwärmen kann. Béarner Sauce oder *Sauce Béarnaise* ist nach der südfranzösischen Landschaft Béarn benannt. Sie gehört auf gebratene Lendensteaks (Filetsteaks).

Beatrice · Florentinisches Edelfräulein aus dem 13. Jahrhundert. Nach ihr benennt man Gerichte mit Morcheln, Vierteln von Artischockenböden, Karotten und Kartoffeln.

Beef-Tea · Englisch für Rindfleischsaft, der ohne Salz und andere Zutaten nur durch Erhitzen von gemahlenem Rindfleisch gewonnen wird und wegen seines Extraktgehalts für Kranke und Genesende geeignet ist.

Beignets · Küchenfranzösisch für Krapfen. Am bekanntesten sind *Apfelbeignets:* Apfelscheiben in Eierkuchenteig getaucht und gebacken, mit Zimtzucker bestreut.

Belle Hélène · Ein Birnendessert. Die gedünstete Birnenhälfte liegt auf einem Vanilleeishügel und wird mit heißer Schokoladensauce übergossen. Keine Schlagsahne, sondern nur kandierte Veilchenblüten gehören dazu.

Beluga Malossol · Ein Qualitätsbegriff für Kaviar. Beluga ist die Fischgattung (Stör), Malossol bedeutet geringer Salzgehalt. Kaviar mit diesem Namen ist der beste.

Benediktiner-Art · Fischgerichte, die nach dem Kochen auf eine Unterlage von getrüffeltem Stockfischpüree gelegt und mit Sahnesauce übergossen werden.

Bercy-Art · Bezeichnung für Rostbraten, die mit Schalottenbutter (Schalottenpüree mit flüssiger Butter cremig gerührt) angerichtet werden. Außerdem für gekochten Seefisch, dessen Kochsud mit Schalottenpüree, Butter, Zitronensaft und Fleischextrakt verrührt wurde und als Sauce dient.

Berner Art · Gerichte mit Linsenmus, Trüffelscheibe und Berny-Kartoffeln.

Berny-Kartoffeln · Kartoffelbrei mit gehackten Trüffeln vermischt, zu »Birnen« geformt, in verquirltem Ei und Mandelblättchen gewendet, in tiefem Fett schwimmend gebacken. Berny war Kardinal und französischer Staatsmann (1715–1794).

Beurre Noir · Küchenfranzösisch für erhitzte braune Butter.

Beurre Noisette · Küchenfranzösisch für hellbraune (blonde) flüssige Butter als Beigabe bzw. Saucenersatz.

Bigarade · Zubereitungsart für Enten. Der Bratensaft wird

mit Stärke gebunden, mit Orangen- und Zitronensaft sowie mit Streifen von Orangen- und Zitronenschale versetzt.

Bigos · Ein deftiges Gericht aus Schweinefleisch und Sauerkraut. Gehört zur polnischen Küche.

Bisque · Sammelbezeichnung für Cremesuppen von Krustentieren, so *Krebs-Bisque* und *Hummer-Bisque (Bisque de Homard)*.

Blanchieren · Vorbereitung von Gemüsen vor der eigentlichen Zubereitung. Sie werden mit kochendem Wasser übergossen und einige Minuten darin gelassen, um sie geschmacklich zu verbessern. Das Wasser wird dann abgegossen.

Blankett, Blanquette · Gekochte Kalbfleischwürfel in Sauce aus dem Kochwasser, mit Eidotter und Sahne gebunden.

Blau · Forelle, Schleie, Karpfen und Aal werden blau gekocht. Die weiche äußere Fischhaut färbt sich im heißen Wasser hellblau. Blau heißt also nur gekocht, obgleich diese zarten Fische nur einige Minuten gargezogen zu werden brauchen.

Bleu · Küchenfranzösisch für nur schwach angebratene Filet- oder Rumpsteaks. Die Bezeichnung kommt daher, daß das Steakfleisch innen noch blau aussieht. Die gebratene (grau gewordene) Schicht ist nur $1/2$ Zentimeter dick.

Blindbacken · Teigformen ohne Füllung backen. Sie werden erst nach dem Abkühlen gefüllt.

Blini · Aus Buchweizenmehl hergestellte kleine Pfannkuchen. Sie werden in der russischen Küche warm gegessen, mit eisgekühltem Kaviar und kalter saurer Sahne dazu.

Bologner Art · Gebratene Fischgerichte, die mit Ochsenscheiben belegt und mit Sardellensauce serviert werden. Bekannt sind auch *Bologner Makkaroni*. Sie werden gekocht, abgegossen, mit Butter, Sahne, geriebenem Parmesan, Zwiebelwürfeln und gebratenen Rindfleischscheiben vermischt. Die Bologner Makkaroni sind Beilage zu anderen Fleischgerichten, aber auch ein eigenständiges Gericht.

Bonne Femme · Gerichte, die auf Hausfrauen-Art bereitet werden. Dazu gehören meistens buttergedünstete Kartoffelwürfel, Möhren und Zwiebelwürfel. Am bekanntesten ist das gebratene *Huhn Bonne Femme*.

Bordeaux, Bordelaiser Art · Gerichte, die mit brauner Bratensauce, mit Bordeauxwein und Würfeln von Ochsenmark serviert werden. Am bekanntesten ist das *Rumpsteak Bordelaise*.

Bordüre · Küchenfranzösisch für Rand. Kann aus gespritztem Kartoffelbrei, Teig oder Reis bestehen.

Borschtsch · Suppe mit roten Rüben und Fleischwürfeln. Gehört zur russischen und polnischen Küche.

Botschafter-Art · Hühnerbruststücke mit Spargelspitzen,

gebratenen Lamm-Milcherscheiben und Huhnrahmsauce
serviert. Bei anderen Fleischgerichten werden grüne
Spargelspitzen beigelegt oder auch gebratene Hühner-
lebern, Hahnenkämme, Hühnernieren und Champignons.

Bouchée · Küchenfranzösisch für sogenannte Mundbissen
und für kleine mundgerechte Blätterteigpasteten mit warmer Füllung.

Bouillabaisse · Berühmte mediterrane Fischsuppe mit vielen
Varianten, die von den verwendeten Fischen bzw. deren
Zusammensetzung abhängen. Bouillabaisse besteht aus
zwei Teilen: der dünnflüssigen Bouillon und den festen
Bestandteilen, die mit der Gabel gegessen werden. Ty-
pisch für dieses Gericht ist der Safrangeschmack.

Bouillonkartoffeln · Kartoffelwürfel in Bouillon, mit fein-
streifig geschnittenem Gemüse gekocht und in der Bouillon
aufgetragen.

Bretagner Art · Derbe Gerichte, zu denen weiße Bohnen-
kerne mit heller Sauce gehören, die Streifen von Porree,
Knollensellerie, Pilzen und Zwiebeln enthält. Es gibt auch
Fischgerichte Bretagner Art. Sie werden mit Streifen von
Möhren, Petersilienwurzeln und Champignons gedünstet.

Bries · Dasselbe wie Milcher oder Midder, die Thymusdrüse
bei Kalb und Lamm. Bries wird wie Hirn behandelt,
gewässert, gekocht, erkaltet in Scheiben geschnitten,
meistens paniert und gebacken.

Brillat-Savarin · Anthelme, hauptberuflich Richter (1755 bis
1826). Er schrieb das Werk *Physiologie du goût*.
Zu den Gerichten, die seinen Namen unsterblich machten,
gehört ein Omelette mit Trüffel- und Schnepfenwürfeln
gefüllt, mit Trüffelscheiben belegt und mit Wildsauce.
Auch Rezepte für Wild und Geflügel sowie Törtchen,
mit Schnepfenauflaufmasse gefüllt und mit Trüffelscheiben belegt, sind nach ihm benannt.

Brioche · Feines Brötchen aus luftigem Hefeteig.

Brisolette · Küchenfranzösisch für Hackfleischsteak aus
Kalbfleisch.

Bristol-Art · Fleischgerichte mit grünen Bohnenkernen und
kugeligen Bratkartoffeln, diese wiederum mit flüssigem
Fleischextrakt gemischt.

Broccoli · Italienisches Gemüse, etwa zwischen Rosenkohl
und Blumenkohl, auch Spargelkohl genannt. Die dunkel-
grünen Sprossen werden gekocht und mit flüssiger Butter
übergossen.

Bürgerlich · Gerichte, die wie nach Hausfrauenart (Bonne
Femme) deftig komponiert sind. Bestandteile sind Speck-
würfel, gebratene Zwiebeln, Karotten.

Burgunder Art · Robuste Gerichte aus Schinken oder geschmortem Rindfleisch mit Speckwürfeln, Zwiebeln,
Champignonköpfen und Burgunderwein in der Sauce.

Buttertoast · Weißbrotscheiben in heißer Butter hellbraun
geröstet.

Canapé · Kleines Weißbrotschnittchen mit kostbarem Belag (Hummerscheibe, Kaviar, Gänseleber usw.). Canapés werden zu Sekt gereicht.

Canelloni · Große Teigrollen mit Fleisch-, Pilz- und Gemüsefüllung. In der italienischen Küche meistens als warmes Vorgericht.

Carême · Marie-Antoine, berühmter Koch im Dienst der Hocharistokratie (1784–1833). War u. a. Koch des Fürsten Talleyrand während des Wiener Kongresses. Nach ihm benannte Gerichte haben Beilagen aus Oliven und Schinkenpüree, als Fischgerichte Fischklößchen mit Trüffelscheiben und Blätterteighalbmonden.

Carré · Küchenfranzösisch für den unzerteilten Rippenstrang des Schweinerückens. In frischem Zustand schneidet man Koteletts heraus, gepökelt und geräuchert nennt man das Carré *Kassler Rippenspeer*.

Cassoulet · Französischer Eintopf aus Bohnenkernen mit Gänsefleisch.

Célestine-Art · Fleischgerichte, die mit gebackenen Kartoffeln und gefüllten Eierkuchen in Scheiben belegt sind. Eine Bouillon mit dem gleichen Namen hat eine Einlage von streifig geschnittenen Eierkuchen, die mit gehackter Petersilie gebacken wurden.

Chambertin · Burgunderwein. Nach ihm benannte Gerichte, z. B. *Coq au Chambertin*, werden mit Chambertin-Sauce serviert.

Chambord · Henri Graf von (1820–1883), Herzog von Bordeaux. Fischgerichte Chambord werden mit getrüffelten Fischklößen, Trüffelstücken, gebratenem Fischmilcher, Champignonköpfen und Krebsen serviert.

Chantilly · Gerichte, die mit steifer Schlagsahne garniert oder – bei Saucen – vermischt werden.

Châteaubriand · François-Réne Vicomte de, französischer Staatsmann und Schriftsteller (1768–1848). Ein *Châteaubriand* ist ein großes Lendenstück von meistens 450 g Gewicht. Es wird gebraten oder gegrillt, mit Gemüsen und Béarner Sauce serviert.

Chaudeau · In Österreich: Weinschaumsauce. Eigelbe mit Zucker und Weißwein im Wasserbad schaumig gerührt.

Chaudfroid · Küchenfranzösisch für eine weiße oder braune Sauce, der flüssiges Gelee eingerührt wurde und die in der kalten Küche zum Überziehen von größeren Fleisch- und Fischstücken verwendet wird. Gerichte dieser Herstellung werden oft auch selbst Chaudfroid genannt.

Chesterstangen · Zarte Gebilde aus Blätterteig, dem beim Aufrollen dünne Stangen Chesterkäse beigemischt wurden. Chesterstangen werden ofenwarm zu edlen klaren Suppen, wie echter Schildkrötensuppe und Fasanensuppe, gereicht.

Chicken King · Amerikanisches Gericht, bei dem Huhnfleisch in mundgerechte Stücke geschnitten und mit

Butter, Sahne, Cayennepfeffer, Sherry und roten und
grünen Pfefferschotenstreifen vermischt wird. Dazu wird
meistens körniger Reis serviert.

Chiffonnade · In feine Streifen geschnittener Kopfsalat als
Einlage in Salaten und zu gedünsteten grünen Erbsen in
Butter.

Chili con carne · Ein aus Argentinien stammendes Rindfleischragout mit Zwiebeln, Reis, Streifen von roten
Pfefferschoten, Thymian, Knoblauch und Sahne.

Chipolata · Kleines Bratwürstchen aus Spanien. Nach ihm
sind andere Gerichte benannt. Am berühmtesten ist der
Puter Chipolata. Außer den Würstchen gehören kleine
unzerschnittene gebratene Zwiebeln, Maronen und Speck-
würfel dazu.

Chips · Kartoffelscheiben, in Fett schwimmend gebacken
und gesalzen; eigentlich *Pommes Chips*.

Chop · Englisch für Rippchen, Kotelett. Ein *Mutton Chop*
ist ein dickes Stück des Hammelrückens.

Chop Suey · Ein Schweinefleischragout nach chinesischer
Art mit Zwiebeln, Pilzen, grünen Paprikaschoten, Sellerie, Sojasauce und Sojabohnensprossen.

Choron · Eine Sauce aus Béarner Sauce und Tomatenpüree.
Gerichte mit diesem Namen enthalten neben der Choron-
sauce noch Erbsen und Spargelstücke in Artischockenböden.

Chowder · In der amerikanischen Küche Muschel- und
Fischsuppe. Am berühmtesten ist die *Clam Chowder*.
Kann auch aus Hühnerbrühe gemacht werden.

Civet · Französisch für Wildragout.

Cocktails · In diesem Zusammenhang sind die Vorspeisen-
cocktails gemeint. Sie können aus Hummern, Krebsen,
Krabben, Spargel, Matjes und anderem bestehen.

Colbert · Jean-Baptiste, französischer Staatsmann (1619 bis
1683). Eine gebratene *Seezunge Colbert* ist ohne Gräte
und wird mit einem Stück Colbertbutter serviert. Dieser
sind flüssiger Fleischextrakt und Estragonbutter einge-
mischt.

Consommé · Küchenfranzösisch für Kraftbrühe. *Consommé
double* bedeutet eine Qualitätssteigerung, indem gemah-
lenes Rindfleisch mit bereits fertiger Consommé gekocht
wird.

Cordon Bleu · Ein schweizerisches Gericht. Dickes Kalbssteak als Tasche flach aufgeschnitten, mit je einer Schin-
ken- und Käsescheibe gefüllt und dann gebraten. Dazu
gibt es meistens Erbsen.

Court-Bouillon · Französisch für aromatischen Fischsud.

Creme double · Doppelte Sahne. Sie hat einen besonders
hohen Fettgehalt und gehört zum ständigen Repertoire
französischer Köche.

Crêpe · Ein dünner, kleiner Eierkuchen, der als *Crêpe
Suzette* in einer Pfanne mit Zucker, Orangensaft, Butter

und Pomeranzenlikör gewärmt und geflämmt, als *Crêpe
Marika* mit Vanilleeis und Mandelpudding zusammen-
gerollt wird. Es gibt ihn aber auch mit warmer Füllung,
z. B. mit Spinat und Pilzen.

En Croûte · Küchenfranzösisch für Pasteten, die mit einer
gebackenen Teigkruste umgeben sind.

Croûtons · Quadratisch geröstete Weißbrotwürfel zu Suppen, aber auch mit Kaviar, Hummerscheibe u. ä. belegt.

Cumberland · Ernst-August, Herzog zu Braunschweig und
Lüneburg (1845–1923). Zu Pasteten und Wildbraten
schmeckt am besten die *Cumberland-Sauce*, aus Johannisbeergelee mit Portwein und Orangensaft, Senf-, Ingwer-
pulver und Cayennepfeffer, sowie mit einer Einlage von
Schalotten, Orangen- und Zitronenjulienne. Fertig im
Handel.

Déjeuner à la Fourchette · Kleine Mahlzeit gegen elf oder
halb zwölf, meistens bei offiziellen Anlässen.

Demidow, Demidoff · Anatole Fürst (1812–1870). Auf internationalen Speisekarten lebt der Name fort bei gebratenen Fasanen und Hühnern, die in einer Auflaufform
mit Karotten- und Rübenscheiben, Zwiebelringen und
Selleriewürfeln bedeckt gegart werden.

Diablotins · Gebäckstücke aus Mandel- oder Käseteig.

Dijoner Art · Seefischgerichte, die mit Krebsschwänzen,
Muscheln und Weißweinsauce serviert werden. Dazu gibt
es gebratene Kartoffelwürfel und Madeirasauce. Dijon
ist das Herz des eß- und trinkfreudigen Burgund.

Diplomaten-Art · Ist immer vornehm. Fischgerichte werden
gedünstet und mit Trüffelsauce serviert. Fleischgerichte
haben gebackene Kalbsmilcherscheiben, Champignons,
Kämme und Nierchen von Hähnen.

Dressing · Auch bei uns gebräuchlicher amerikanischer
Ausdruck für Salatsaucen.

Dressieren · Eigentlich zähmen, in der Küche das form-
schöne Binden von Hühnern und Hähnen vor dem Braten. Auch das Aufspritzen von halbflüssigem Teig auf
Backbleche.

Dubarry · Nach Jeanne Bécu Comtesse du Barry (1743 bis
1793). Am bekanntesten ist die *Dubarry-Suppe* aus Blumenkohl. Alle sonstigen Gerichte mit diesem Namen haben Blumenkohl mit Käsesauce überbacken als Beilage.

Dugléré · Küchenchef des Café Anglais in Paris. Sein Ruhm
verdichtete sich hauptsächlich in der von ihm kreierten
Seezunge, die heute Standardausrüstung guter Speisekarten in aller Welt ist. Die *Seezunge Dugléré* wird mit feingehackten Schalotten, gewürfelten Tomaten, Kräutern
und Weißwein gegart.

Dumas · Alexandre, Romancier und Feinschmecker (1802–
1870). Die *Seezunge Dumas* wird gekocht, mit Tomatenstücken garniert und mit Weißweinsauce serviert. Die

seltenere *Kalbsmilcher Dumas* wird gebraten und mit
Artischockenböden und Hühnerrahmsauce serviert.

Entrecôte · Zwischenrippenstück beim Rind, wird besonders
saftig. Auf Speisekarten wird es oft als Rumpsteak angeboten. Ein *Entrecôte double* mit einem Rohgewicht von
450–500 g ist ein Zwei-Personen-Gericht.

Escoffier · Auguste (1846–1935), der erfolgreichste Meisterkoch seiner Zeit. Er reiste mit Gefolge von Fürstenhof zu
Fürstenhof und eröffnete die glanzvollsten Hotels. Das
bekannteste unter den vielen Gerichten eigener Schöp-
fung ist der *Pfirsich Melba*.

Esterházy · Österreichisch-ungarische Aristokratenfamilie,
die einem Rostbraten und einem Gulasch den Namen
gab. Der *Esterházy-Rostbraten* wird mit einer Sauce mit
feinen Streifen von Wurzelgemüsen serviert. Das Gulasch
besteht aus Rindfleisch, Paprika, Zwiebeln, Knoblauch,
Thymian und Lorbeerblatt sowie saurer Sahne und Wur-
zelgemüse-Streifen.

Estouffade · Ein französisches braunes Rindfleischragout.

Filetgulasch · Filetspitzen zu Würfeln geschnitten und in
der Pfanne kurz angebraten. In der Praxis etwa das
gleiche wie *Stroganoff* und *Minutenfleisch*.

Finanzmanns-Art · Bedeutet teure Herstellung. Dazu gehö-
ren Champignonköpfe, Trüffelscheiben, Hühner- und
Kalbfleischklößchen, gefüllte Oliven, Hahnenkämme,
Hahnennieren.

Fines Herbes · Dazu gehören Petersilie, Kerbel, Liebstock,
Estragon, Melisse, Sardellen und Kapern. Für das berühmte *Omelette aux Fines Herbes* gibt es nur die frischen Kräuter.

Flämische Art · Bedeutet für Schmorbraten gefüllte kleine
Weißkohlkugeln, Karotten, Rüben, Bauchspeck, Knob-
lauchwurst als Beilage. Auch für gekochte Rinderbrust
möglich.

Flageolets · Bohnenkerne, die weich und noch nicht ganz
ausgereift sind.

Flambieren · Gerichte mit Weinbrand, Rum oder Likör
übergießen und anzünden. Der Alkohol verbrennt dabei
und verleiht mit dem Rückstand dem Gericht einen besonderen Geschmack.

Flammeri · Süßspeise aus Stärke (auch Pudding genannt),
Grieß oder Mehl.

Florentiner Art · Gerichte, die mit gebuttertem Blattspinat
serviert werden.

Fondue · Aus der Schweiz stammendes Gericht, das bei uns
in mehreren Variationen gepflegt wird. Die *Fondue Neu-
châteloise* besteht aus geschmolzenem Käse in einer irde-
nen Form und ist damit die ursprüngliche Fondue. Die
heiße Käsecreme wird mit einem eingetauchten Weiß-

brotwürfel herausgestippt. Die *Fondue Bourguignonne*
besteht aus einem Topf mit heißem Öl, in dem an langen
Gabeln rohe Fleischwürfel gegart und dann mit würzigen
Saucen und pikanten Beilagen gegessen werden. Bei *Fondue Orientale* verwendet man kochende Bouillon statt Öl.

Au four · Im Ofen gebackene oder überbackene Fleischstücke.

Frascati · Der Name einer Stadt nahe Rom. Fleischgerichte
dieses Namens sollen Spargel, Champignons, Trüffeln und
gebratene Gänseleberstücke aufweisen.

Frikassee · Kalb-, Lamm- oder Huhnfleisch in Würfeln, mit
weißer Sauce gekocht und mit Spargel, Champignons und
Fleischklößchen vermischt. Meistens gibt es Reis dazu.

Gänseleberparfait · Die reine gewürzte Gänseleber, in Formen gebacken und nach dem Erkalten in Scheiben aufgeschnitten. Innen mit einem Kern von schwarzen Trüffeln. Gänseleberparfait wird in Spezialfabriken herge-
stellt. Sehr kostbar.

Galantine · Wörtlich: eine galante Pastete. Würfeliges
Fleisch von Huhn, Wild, Schinken, mit Pistazien, Fleisch-
farce, Zungenwürfeln, Speckstreifen, in Blechformen
gefüllt, gebacken oder gekocht, erkaltet und in Scheiben
geschnitten. Vorspeise oder Zwischenmahlzeit. Dazu
Senffrüchte oder Cumberland-Sauce. Die Galantinemasse
wurde früher in leere Huhnkörper (ohne Knochen) oder
Wildschweinköpfe (ohne Knochen) gefüllt, gekocht und
kalt aufgeschnitten.

Geselchtes · In Bayern und Österreich: geräuchertes Fleisch.

Geschnetzeltes · Schieres Kalbfleisch oder Kalbsleber in feine
Blättchen geschnitten und gebraten, mit Rahmsauce vermischt. Dazu Reis oder Spätzle.

Gestovte, Gestobte · Grüne Bohnen, nach dem Dünsten in
Butter mit einer dünnen Mehlschicht bestäubt, dann fertig gedünstet.

Glace · Küchenfranzösisch, sowohl Speise-Eis *(glace de vanille),* wie konzentrierter Bratensaft *(glace de viande).*

Gnocchi · Italienisch für Nocken. So die römischen Nocken
Gnocchi Romaines aus Grießbrei, mit Eiern aufgeschlagen,
auf gebutterten Blechen gebraten; Beilage zum Fleisch.

Granité · Ein körniges Erfrischungshalbeis aus gefrorenem
Fruchtsaft.

Gratinieren · Das Überkrusten von an sich fertig gekochten
oder gebratenen Gerichten. Die Kruste entsteht in der
Ofenhitze, wenn geriebener Käse oder gebutterte Semmelbrösel als Auflage schmelzen oder bräunen.

Grünkern · Das grüne unreife Korn des Dinkels, auch
Spelz genannt, einer früher sehr verbreiteten Getreide-
art. Heute wird sie fast ausschließlich in Württemberg
angebaut. Der getrocknete Grünkern wird zu Mehl ge-
mahlen und zu Suppe gekocht.

Gulyàs · Ungarische (originale) Schreibweise für *Gulasch*. Neben dem ungarischen Rindfleischgulasch ist noch das *Szegediner Gulasch* (s. d.) auf Speisekarten beliebt.

Hachée · Küchenfranzösisch für feingewiegtes Fleisch nach Art der Ragouts. Auch Haschee geschrieben.

Haifischflossensuppe · Kostbare konzentrierte Kraftbrühe aus und mit gekochten Rückenflossen von chinesischen Haien, die besonders reich an Wertstoffen sind. Wird in kleinen Tassen gereicht.

Haut-Goût · Der Wildfleischgeruch, der sich durch das längere Abhängen bildet. In letzter Zeit wird Wild nicht mehr so lange abgehangen.

Helder-Art · Filetsteaks, die mit Artischockenböden, Spargelspitzen, Béarner Sauce, Tomatenstücken und gebratenen kleinen Kartoffeln serviert werden. Helder ist eine holländische Hafenstadt.

Himmelreich · Schlesisches Spezialgericht: Eintopf aus gekochtem Schweinefleisch in Scheiben mit nichtsüßen Grießklößen und Birnen im eigenen Saft.

Himmel und Erde · Norddeutsches, besonders niedersächsisches Gericht aus Kartoffelbrei mit gekochten Apfelstükken vermischt, von tiefen Tellern zu essen, obenauf oder extra dazu pfannengebratene Blutwurstscheiben und braune Zwiebelringe.

Hofmeister-Art · Die zu Steaks mitservierte Kräuterbutter, die küchenfranzösisch Hofmeisterbutter genannt wird: *Beurre Maître d'Hôtel*.

Hohlhippen · Eireiches flaches Gebäck, auf Blechen gebakken, aufgerollt und erstarrt, dann mit Schlagsahne gefüllt.

Holländische Sauce, Sauce Hollandaise · Eine warm (im Wasserbad) aufgeschlagene Mischung von Eigelben, Zitronensaft oder Essig, Salz und flüssiger Butter.

Holstein · Friedrich von, die Graue Eminenz im Auswärtigen Amt zu Berlin (1837–1909), ein ständiger Gast der besten Berliner Restaurants. Im Restaurant F. W. Borchardt entstand nach seinem Wunsch ein Kalbssteak mit Spiegelei, darauf Kapern und buttergetoastete Weißbrotstücke, die mit Sardellenstreifen, Lachs und Sardinen belegt werden.

Hoppelpoppel · Pfannengericht aus Kartoffelwürfeln, Bratenstreifen, mit verquirltem Ei übergossen und gestockt. Mit Bauchspeck versetzt heißt dieses Gericht auch *Bauernfrühstück*.

Idaho Potatoes · Eine besondere Kartoffel, die meistens im Ganzen in der Schale gebacken wird.

Indische Art · Fleisch- und Fischgerichte, die mit Currysauce serviert werden. Dazu natürlich lockeren Reis.

Irish Stew · Irisches Hammelragout mit heller Sauce. Auch mit Weißkohlstreifen zubereitet. Ein deftiger Eintopf.

Jambalaya · Aus Indien stammende Gattung von Reisgerichten, die mit gekochten Huhnfleischwürfeln, Schinkenstreifen, Zwiebelwürfeln, Tomatenstücken, Krebsen oder Krabben und dergleichen vermischt sind. Auf den Speisekarten stehen meist nähere Hinweise, wie *Jambalaya von Langustinen* oder ähnlich.

Joinville · Sohn König Louis-Philipps (1818–1900). Gerichte mit seinem Namen trifft man häufig an. Fischgerichte Joinville haben ein Ragout von Trüffeln, Champignons, Krebsschwänzen.

Jus · Küchenfranzösisch für Bratensaft.

Känguruhschwanzsuppe · Klare Wildsuppe aus den dickfleischigen Schwänzen von Känguruhs. Es gibt sie fertig in Dosen.

Kaiserlich · Puter und Poularden, die Trüffeln, Champignons, Hahnenkämme und -nierchen, Huhnfleischklößchen als Beilage haben. Es gibt auch viele andere Gerichte mit diesem anspruchsvollen Namen. *Kaiser-Creme, kaiserliche Äpfel, Birnen kaiserliche Art* sind bekannter. Sie werden gedünstet, auf Milchreis liegend mit Johannisbeergelee übergossen. Dazu Kirschen.

Kaiserschmarrn · Dick gebackener Eierkuchen, mit Gabeln in Stücke zerrissen und mit Zucker bestreut als Nachspeise gegessen.

Kaiserschoten · Grüne, zarte, noch unreife Erbsen.

Kardinals-Art · Seezungen, die mit Hummerfleisch und Hummersaucen serviert werden.

Kluft · Zartes Stück der Rinderkeule, das zu Steaks geschnitten und auch im Stück gebraten wird.

Königinpastetchen · Runde hohle Blätterteigpastetchen mit Ragoût-fin-Füllung.

Königsberger Klopse · Hackfleischklöße (halb Rind, halb Schwein) mit geweichtem Brot und Eiern gebunden, im Wasser gargezogen und in heller, süßsäuerlicher Sauce mit Kapern und Sardellenpaste liegend.

Kokotte · Die irdene Auflaufform.

Kräuterbutter · Cremige Butter mit Salz, Zitronensaft, gewiegter Petersilie, Kerbel, Schnittlauch verrührt, dann erstarrt. Als Scheiben oder Flocken auf gebratenes oder gegrilltes Fleisch gelegt.

Krapfen · Apfelstücke oder andere Früchte, auch einige Gemüse in Eierkuchenteig eingetaucht, in tiefem Fett schwimmend gebacken.

Kren · In Österreich: Meerrettich.

Kroepoek · Die dünnen »Oblaten« aus gemahlenen Garnelen und Stärke, die in heißem Fett explosionsartig ihr Volumen vervielfachen, werden als knusprige Beigabe zu indonesischen Speisen gegessen.

Kroketts · Auch Krokettes geschrieben, seltener verdeutscht Krusteln genannt. Im Französischen als Croquettes bekannt. Kartoffelbrei mit Eigelb und Mehl vermischt, in Röllchen oder Zylinderchen geformt und in Butter hellbraun gebraten. Sind sehr beliebt zu Wildgerichten.

Kronfleisch · Ein besonders in Österreich beliebtes gekochtes Fleisch, das mit Kräutersaucen gegessen wird. Es ist das Zwerchfell des jungen Rindes.

Kuskus · Mais- oder Hirsegrütze mit Gemüse und Fleisch vermischt; nordafrikanische Spezialität.

Labskaus · Ein Brei aus Kartoffelmus mit Heringen, roten Rüben und Corned Beef. In deutschen Küstenstädten recht verbreitet.

Lady Curzon · Die Frau eines englischen Vizekönigs in Indien. Ihr wurde eine legierte echte Schildkrötensuppe gewidmet, die in Tassen mit einer geflämmten Haube von Currysahne serviert wird.

Lasagne · Italienische breite Bandnudeln.

Lauch · Meistens ist Porree gemeint. Lauch ist aber eigentlich der Röhrenstiel der Lauch- oder Schalottenpflanze.

Legieren · In eine kostbare klare Suppe oder Sauce eine Mischung aus Eigelben und Sahne heiß einrühren und sämig werden lassen.

Lende · Deutsch für Filet. Wird in der Küche vom Rind, Kalb und Schwein verwendet.

Limande · Französisch für Rotzunge, ein der Seezunge ähnlicher, aber nicht so kostbarer Seefisch.

Limfjord · Austern aus Dänemark.

Loin of Beef · Englisch für den Rücken vom Rind. In übertragenem Sinne auch das Rumpsteak.

Londonderry · Charles Stewart Vane Marquess of (1778 bis 1854). Eine Kalbfleischsuppe mit Eigelb und Sahne, Madeirawein und Schildkrötenfleisch trägt seinen Namen.

Lorette · Mädchenname ohne historischen Hintergrund. Zu Fleischgerichten dieses Namens gehören Spargelspitzen, Trüffelscheiben und in Teig eingebackene Huhnfleischstücke. Berühmter sind die *Lorette-Kartoffeln*: Kartoffelbrei, zu Korken geformt, in geriebenem Käse gewendet und in Butter hellbraun gebacken.

Losanges · Küchenfranzösisch für Möhren und Sellerie, in Form von winzigen verschobenen Rechtecken (Rhomben) geschnitten und als Suppeneinlage benutzt.

Lyoner · Feine Schweinswurst in Ringdärme gefüllt, zum Heißessen. *Lyoner Kartoffeln* sind gebratene Scheiben von Pellkartoffeln mit Zwiebelringen.

Macaire-Kartoffeln · Eigentlich *pommes macaires:* Kartoffelbrei, in der Pfanne mit Butter gebacken.

Mailänder Art · Braten, die mit *Mailänder Makkaroni* umlegt sind. Zu Mailänder Makkaroni gehören geriebener Käse, Tomatenmark, flüssige Butter, Trüffelstreifen, Champignonscheiben, Schinken- und Zungenstreifen.

Huhngerichte unter diesem Namen haben Ravioli mit geriebenem Käse und Bratensaft mit Butter und geriebenem Käse als Beilage.

Maraschino · Weißer Likör aus Kirschen mit geringem Alkoholgehalt. Zu Süßspeisen beliebt.

Marengo · Ein Schlachtfeld Napoleons in Italien, das seine Berühmtheit durch das gleichnamige Huhngericht bis heute behalten hat. Das gebratene Huhn wird mit Weißwein, Tomatenwürfeln, Champignons, Trüffelscheiben, Petersilie, harten Eihälften und Krebsen angerichtet.

Marille · In Österreich: Aprikose.

Marinade · Aromatische Flüssigkeit, mit der Braten- und Fischstücke einen bestimmten Geschmack bekommen. Größere Fleischstücke und Wildbraten sollen durch den Essiganteil der Marinade auch zarter werden.

Marmite · In der französischen Küche der große Suppentopf und der kleine terrinenartige Topf, in dem Suppe auf den Tisch kommt. Auch eine Suppe aus grob geschnittenen Gemüsen nennt man so.

Marseiller Art · Fleischgerichte mit diesem Namen enthalten gedünstete Tomaten, gefüllte Oliven, Sardellenstreifen, Tomatensauce und gehackte Petersilie. Sehr bekannt ist die *Marseiller Bouillabaisse*.

Matelote · Küchenfranzösisch für sog. Seemannsgerichte, die meistens Fischragouts sind.

Matrosen-Art · Dasselbe wie Matelote (s. o.).

Medaillons · Gebratene Scheiben von kleinen Lendchen (Filets) vom Schwein, Kalb und Lamm. Aber auch die gleichgroßen Scheiben von Langusten- und Hummerschwänzen.

Melba · Nelly, eigentlich Helen Porter Mitschell, australische Opernsängerin (1861–1931). *Pfirsich Melba* hat ihren Ruhm unvergänglich gemacht. Frischer Pfirsich wird in Vanillesirup gedünstet, auf Vanilleeis gelegt und mit frischem Himbeerpüree übergossen. Diese klassische Süßspeise, die der berühmte »Kaiser der Köche«, Auguste Escoffier, auf der Höhe seiner Karriere Nelly Melba widmete, wird leider nur allzuoft gründlich mißverstanden.

Metternich · Clemens Fürst (1773–1859), österreichischer Staatsmann und Feinschmecker. An ihn erinnert der warme Maronenpudding und der international recht oft servierte *Kalbsrücken Metternich*, der nach dem Braten aufgeschnitten und wieder zusammengesetzt wird, eine Schicht von Béchamelsauce und darübergeriebenem Käse erhält und überbacken wird.

Meyer · Der so häufige Name hat ebenfalls seinen Platz auf den Speisekarten. Es gibt leider keine Quellen, die verraten, welcher Meyer damit geehrt werden sollte. Auf Hacksteaks und Beefsteaks mit diesem Namen werden braune Zwiebelringe gelegt.

Meyerbeer · Giacomo, eigentlich Jakob Meyer Beer, Opern-
komponist und Generalmusikdirektor in Preußen (1791–
1864). Bekannt sind die *Spiegeleier Meyerbeer*, die mit
Trüffel-Madeira-Sauce und Hammelnieren vom Grill gegessen werden.

Milcher · Siehe Bries.

Milchner · Der männliche Fisch. Ist bei Karpfen und Heringen von Bedeutung. Bei Karpfen wird der Milchner ge-
sondert gebacken und als Beilage serviert. Bei Heringen
wird daraus die weiße süßsaure Mariniersauce her-
gestellt.

Minestra, Minestrone · In Italien die übliche Gemüsesuppe
mit geriebenem Käse.

Mintsauce · In England eine dünnflüssige zuckrige Sauce
mit Pfefferminzgeschmack. Ständige Beigabe zu gekochtem Hammelfleisch.

Minutenfleisch · Das gleiche wie Fünfminutenfleisch. Wür-
fel von Ochsenlende werden in der heißen Pfanne eine
Minute gebraten und dabei geschwenkt. Mit oder ohne
Sauce serviert.

Mirabeau · Honoré-Gabriel Riqueti (1749–1791), Präsident
der französischen Nationalversammlung. Meistens handelt es sich um ein Rumpsteak. Dieses wird mit Sardellenbutter übergossen, kreuzförmig mit gewässerten Sardellenstreifen und Olivenscheiben belegt.

Mirepoix · Französischer Marschall und Herzog (1699 bis
1757), dessen Leibkoch die nach ihm benannte würzende
Zusammenstellung erfunden haben soll. In der französi-
sischen Küche das Suppengrün zum Aromatisieren von
Braten und Saucen oder Suppen; es besteht aus Porree,
Knollensellerie, Petersilienwurzel, Möhre und Zwiebel.

Mixed Grill · Zusammenstellung von gegrillten Fleischstücken verschiedener Arten. Sie werden zusammen in
einer Pfanne oder auf einem Spieß serviert.

Mockturtle · In der englischen Küche eine Imitation von
Schildkrötensuppe oder -ragout. Mock bedeutet »falsch,
nachgemacht«, turtle heißt Schildkröte. Zu *Mockturtle-
suppe* und *Mockturtleragout* wird Kalbskopfhaut in Würfeln oder Streifen serviert.

Mornay · Philippe, Seigneur de Plessis-Marly, französischer
Staatsmann (1549–1623). Gerichte, die mit Käsesauce
überzogen und im Ofen überkrustet werden, tragen seinen
Namen.

Moskauer Art · Gerichte, die mit *Moskauer Sauce* serviert
werden. Diese Sauce entsteht, wenn man russischen
Kaviar in Holländische Sauce rührt.

Mousse · Küchenfranzösisch für eine schaumige Creme, die
aus geriebenen Nüssen, Schokolade oder anderem bestehen kann.

Mousseline · Eine helle, samtige Fleischsauce, die mit Sahne
verrührt ist und zu gekochtem Fisch gegessen wird.

Müller-Art · Fälschlich oft Müllerin-Art genannt. Bedeutet bei Fischen, daß sie in Mehl gewendet, in Butter gebraten, dann mit Zitronenbutter übergossen werden.

Mulligatawny · Eine aus Indien stammende Bezeichnung für eine Hühnercremsuppe mit Curry.

Multebeere · In Norwegen beheimatete gelbe große Wildbeere. *Multebeerenkompott* gibt es in der skandinavischen Küche zu gebratenem Wild.

Murillo · Bartolomé Esteban, spanischer Maler (1618–1682). Bei Gerichten mit diesem Namen serviert man Steaks, die mit Chamignonpüree bestrichen und überbacken sind.

Mutton Chop · In der englischen Küche ein dickes Stück Hammelrücken, das gegrillt oder gebraten mit Kräuterbutter serviert wird.

A la Nage · So bezeichnet man Hummer, Krebse oder Langusten, wenn sie in einer aromatischen Flüssigkeit aus Wein, Kräutern und Wurzelgemüsen gegart und unverändert serviert werden.

Nagelholz · Längliche Stücke von luftgetrocknetem Rindfleisch, das dünn aufgeschnitten serviert wird.

Nanteser Art · Schmorbraten, die mit Rübchen, Erbsen und Kartoffelbrei serviert werden. Nantes ist eine französische Stadt.

Nantua-Art · Bei Fischen die Beilage von Krebsschwänzen, Trüffelscheiben und Krebsbuttersauce. Nantua ist eine französische Stadt.

Nappieren · In der Küche das Überziehen von größeren Fischen oder Fleischstücken mit einer Sauce, die dick genug ist, nicht abzulaufen.

Navarin de Mouton · In Frankreich ein braunes Hammelfleischragout mit Erbsen und Karotten.

Nelson-Art · Bei Hammelfleischgerichten ein Belag aus Zwiebelpüree, Schinkenscheiben und Käsesauce. Bei *Steaks Nelson-Art* gibt es auch gebratene kleine Zwiebeln, Champignons, Karotten und kleingeschnittene Essiggemüse.

Nesselrode · Karl Robert Graf von (1780–1862). Steaks dieses Namens haben Maronen, Champignons, Oliven und Trüffel-Bratensauce als Beilage. Bekannter ist die süße *Maronencreme Nesselrode*.

Neunaugen · Aalförmige kleine Süßwasserfische, auch Lampreten genannt.

Nizzaer Art · Meistens ein Salat aus Kopfsalat, Oliven, Thunfischstücken, Sardellenfilets, Salamischeiben. Wird auch *Salade Niçoise* oder *Nizza-Salat* genannt.

Nocken · Klöße; bekannt sind in erster Linie *Grießnocken* als Suppeneinlage. Dem gleichen Wort entstammt das Wort Gnocchi der italienischen und Nocques der französischen Küche.

Nußschinken · Gepökeltes und geräuchertes Stück aus der

Schweineschulter, wie Rohschinken aufgeschnitten und gegessen.

Omelette Soufflée · Ein Schaumgebilde aus Eischaum, in der Pfanne gebacken, meistens mit gezuckerten Früchten.

Omelette en Surprise · Eischaum auf mit Biskuitscheiben bedecktem Eishügel, im Ofen leicht gebräunt.

Orlow · Fürst Nikolai Alexejewitsch, russischer Gesandter in Paris (1820–1885). Am bekanntesten auf heutigen Speisekarten ist der *Kalbsrücken Orlow*, auch *Orloff* geschrieben. Nach dem Braten wird er tranchiert, die Scheiben werden wieder in die ursprüngliche Form gebracht, mit Zwiebelpüree dick überzogen und hellbraun nachgebacken. Dazu gibt es Spargelspitzen, gedünsteten Staudensellerie und Kalbsbratensaft.

Orly · Kleiner Ort bei Paris, durch den Flughafen bekannt geworden. *Fischstücke Orly* werden in Backteig getaucht, in tiefem Fett schwimmend gebacken und mit Tomatensauce (extra) serviert.

Osso Buco · In Italien: geschmorte Rinds- oder Kalbshaxen.

Pächter-Art · Bei Kalbsfrikassee der Zusatz von Möhren, Sellerie und Zwiebeln. Oft auch Pächterin-Art.

Pain · Eine Creme aus Fleisch und Wild, Huhn oder Schinken usw., meistens als Brotaufstrich verwendet.

Palatschinken · In Österreich: hauchdünne Eierkuchen, die auch mit Füllungen serviert werden.

Panade · Mehl, verquirltes Ei und Semmelbrösel, worin man Fleisch- und Fischstücke wendet, um sie später zu braten. Panade ist im küchenfachlichen Sinn auch das geweichte Brot, das in Fleischmassen zur Lockerung beigemischt wird.

Papierhülle · In die Papierhülle werden kurz zu bratende Steaks oder Rippchen eingewickelt und mit dem Papier gebraten. Am Tisch öffnet man das Papierpäckchen und erlebt den verdichteten Duft der Speise.

En papillottes · Französisch für »in der Papierhülle gebraten«.

Parfait · Das Vollkommene. In der Küche bedeutet *Gänseleberparfait* reine getrüffelte Gänseleber, bei Süßspeisen Halbgefrorenes, gefrorene aromatisierte Sahne.

Pariser Art · Schnitzel und Steaks, die mit überbackenen Artischockenböden, Pökelzunge, Trüffeln, Champignons und Madeirasauce serviert werden.

Parmentier · Antoine-Augustin (1737–1813), französischer Landwissenschaftler. Er widmete sich besonders der Kartoffelzucht. Alle Parmentier-Gerichte haben gebratene Kartoffelwürfel als wesentliche Beilage. Eine *Parmentier-Suppe* ist eine Kartoffelsuppe.

A part · Französisch: getrennt serviert. Also z. B. *Toast à part* oder *Sauce à part*.

Pastete · Gruppenbegriff für feine Zubereitungen aus Fleisch, süßen Cremes und Blätterteiggehäusen mit warmen Füllungen. Der Bogen spannt sich von der getrüffelten *Gänseleberpastete* bis zur mit Ragoût fin gefüllten *Königinpastete.*

Paupiette · Küchenfranzösisch für zusammengefaltete Seezungenfilets. Auch mit Schleifchen übersetzt.

Périgord · In Frankreich das Land der Trüffeln. Gerichte mit diesem Namen haben immer Trüffeln, als Scheiben oder gewiegt, in Füllungen oder in braunen Bratensaucen.

Pfeffer-Pothast · In Westfalen ein ragoutartiges Gericht aus gekochten Rindfleischwürfeln, Fleischsaft mit geriebenem Graubrot und gebräunten Zwiebelringen.

Pferdebohnen · Die dicken Gemüsebohnenkerne, auch als Saubohnen und Puffbohnen bezeichnet. Meistens als junge Bohnen in weißer Sauce mit Bohnenkraut zubereitet.

Pilaff · Auch Pilaw geschrieben, ein fettes Risotto, dem gebratene Zwiebelscheiben und gebratene fette Hammelscheiben untergemischt sind.

Piroggen · In der russischen Küche große und kleinere gefüllte Teigstücke, oft auch wie ein Brotlaib geformt.

Piroschki · Kleine russische Teigtaschen mit unterschiedlicher Füllung (Wild, Huhn, Braten, Gemüse).

Plinsen · In der osteuropäischen Küche eine Gruppe von Pfannkuchen, aus flüssigem Hefeteig gebacken und mit Füllung gerollt. Verwandt sind die russischen Blini, die statt Weizenmehl Buchweizenmehl enthalten.

Pochieren · Ein Garen in Wasser bei niedriger Temperatur. So mit Eiern, Schinken, Forellen, empfindlichen Gemüsen.

Pörkölt · In der ungarischen Küche ein Paprikaragout aus Huhn- oder Rindfleisch.

Porterhouse Steak · Ein großes Rippensteak mit Filetscheibe, meistens auf dem Grill gebraten. Die Portion reicht für mindestens zwei Personen.

Poularde · Masthuhn, das noch keine Eier legt.

Poulet · Französisch für Hähnchen, die immer gebraten oder gegrillt werden.

Poussin · Französisch für Küken, die kleinste Huhnform in der Küche. Sie werden meistens gefüllt gebraten.

Pré-Salé · Französisch für küstennahe Wiesen mit salzhaltigem Futter, welches das Fleisch der dort weidenden Hammel geschmacklich anreichert.

Prinzessin-Art · Gerichte, die mit Spargelspitzen und Butter serviert werden.

Profiteroles · Winzige gebackene Brandteigknöpfe, die zu klaren Suppen und mit Cremes gefüllt als Vorspeise serviert werden.

Provenzalisch · Fleischgerichte, die mit kräutergefüllten Champignonköpfen und kräutergefüllten Tomatenhälften angerichtet werden. Oft auch mit Knoblauch gewürzt.

Pudding · In der klassischen Küche die warmen Dampf-
puddings. Heute werden aber allgemein die Flammeris
Pudding genannt, so z. B. *Vanillepudding.*

Pückler-Muskau · Hermann Fürst von, berühmter Garten-
baukünstler und Feinschmecker (1785–1871). Das rote
(Erdbeer), weiße (Sahne) und schwarze (Schokolade)
halbgefrorene Eis wurde *Pückler-Eis* genannt. Zusammengestellt wurde es jedoch vom Konditormeister
Schulz aus der Lausitz.

Puffbohnen · Dasselbe wie Pferdebohnen, Saubohnen.

Quenelles · Küchenfranzösisch für Klößchen.

Rabbits · In der englischen Küche verballhornt aus Rarebit
= Würzbissen. Am bekanntesten sind die *Welsh Rabbits*
oder *Rarebits*, mit Käsecreme überkrustete Toastscheiben.

Ragoût fin · Ein trotz des französischen Namens in Deutschland erfundenes kleinwürfeliges Ragout aus Kalbfleisch,
Kalbsbries, Champignons und Huhnfleisch in weißer
Huhnrahmsauce. Ragoût fin treffen Sie in Muscheln mit
geriebenem Käse überbacken, in Blätterteiggehäusen und
auf gebratenen Kalbsrippen (*Kalbskotelette au four*) an.

Ramequins · In der Schweiz: in Mürbteigförmchen einge-
füllte und gebackene Käsecreme.

Rauchfleisch · Geräuchertes Rindfleisch, wie gekochter
Schinken behandelt und als Aufschnitt gegessen.

Ravigote · Eine kalte Sauce aus Mayonnaise und einer
Mischung aus feingehackten Kräutern.

Remoulade · Eine vielgebrauchte Sauce aus Mayonnaise, der
gehackte Kräuter, Gewürzgurken, Kapern, Sardellenfilets und Zwiebeln untergemischt wurden.

Rippenspeer · *Kassler Rippenspeer*, die vortreffliche Erfin-
dung des Berliner Schlachtermeisters Kassler (oder Kasel),
deshalb auch oft als Kaseler Rippenspeer anzutreffen.

Risibisi · Eine aus Italien stammende Mischung aus körnig
gekochtem Reis und grünen Erbsen.

Rissolés · Küchenfranzösisch für gebackene Teigtäschchen,
die in gekochtem Zustand mit Sauce serviert Ravioli heißen.

Robert · Bratensauce mit Mehlbindung, Sahne, Senf, Zitronensaft und etwas Zucker zur Abrundung.

Rothschild · Berühmte Bankiersfamilie aus Frankfurt am
Main. Der große Küchenchef Carême war in seinen späten Jahren bei Baron de Rothschild beschäftigt. *Seezungenfilets Rothschild* sind mit Fischfarce bestrichen, zusam-
mengefaltet, in Weißwein gedünstet, mit Champignons,
Trüffeln, Austern, Krebsen und Fischklößchen umlegt.
Ferner sind auf Speisekarten oft die *Soufflées Rothschild*
zu finden. Das ist Vanilleeis mit geschnittenen Früchten vermischt, in eine feuerfeste Form gefüllt und in sehr
heißem Ofen blitzschnell oberflächlich gebräunt.

Roulade · Aufgerollte und geschmorte Fleischscheibe (Rinds-

roulade, Kalbsroulade). Auch mit Konfitüre bestrichene
und zusammengerollte Biskuitteigplatte (Biskuitroulade).
Schließlich rund geformte und mit einem Trüffelkern
versehene reine Gänseleber in Dosen, in Scheiben geschnitten und als Aufschnitt verwandt.

Royal · Küchenfranzösisch für Eierstich.

Rumpsteak · Eine Scheibe des Rinderrippenstücks. Wird
gegrillt oder gebraten und mit verschiedenen Beilagen
serviert.

Russische Art · Bei Lendensteaks und Braten die Beilage von
Steinpilzen in saurer Sahnesauce, Gurkenscheiben und
gebratenen Kalbsmilcherscheiben. Vorspeisen nach russischer Art, auch *Sakuski* genannt, bestehen unter anderem
aus Pökelzunge, Schinken, gekochten kalten Krebsen,
marinierten Pilzen, Fenchel und Mayonnaise.

Sabayon · Küchenfranzösisch für Weinschaum, als Sauce
zu Puddings oder in Gläser gefüllt als Süßspeise.

Sahnefleisch, Karlsbader · Würfeliges Kalbsragout in Toma-
ten-Sahne-Sauce.

Saignant · Kurzes Braten von Steaks, wobei das Fleisch
innen ziemlich rot bleibt.

Salpikon · In der französischen Küche ein braunes, klein-
würfelig geschnittenes Ragout aus verschiedenen Fleisch-
sorten, wie z. B. Pökelzunge, Huhn.

Saltimbocca · Aus der italienischen Küche, bedeutet wörtlich
»Spring-in-den-Mund«. Es besteht aus winzigen Kalb-
fleischschnitzelchen in Kräuter-Wein-Sauce.

Sandwich · Fourth Earl of (1718–1792). Man erzählt, daß
er ein unbändiger Spielnarr gewesen sei, den auch der
Hunger nicht vom Spieltisch lockte, so daß er dünne
belegte Weißbrotscheiben aß, die man nach ihm benannte.

Sangria · In Spanien eine Rotweinbowle mit viel frischem
Orangensaft, Weinbrand und Zucker.

Sarratoga-Chips · Gebackene und gesalzene knusprige Kartoffelscheiben, meistens nur Chips genannt.

Saubohne · Die dicke große Kernbohne, auch Pferdebohne,
Puffbohne genannt.

Sauerbraten · Ein Rindfleischstück, das vor dem Braten in
säuerliche Marinade eingelegt und später mit einem Teil
der Marinade geschmort wird.

Sauté · Küchenfranzösisch für ein gedünstetes Gericht, wie
z. B. ein Kalbsragout oder ein Huhngericht.

Sautieren · In der internationalen Küchensprache das vor-
sichtige Dünsten bei mittlerer Hitze.

Savary · Anne-Jean Marie-René, Herzog von Rovigo (1774
bis 1833), Polizeiminister Napoleons I. *Lendenschnitten
Savary* haben Beilagen von Staudensellerie und über-
backenem Kartoffelbrei.

Schloßkartoffeln · Halbmondförmig geschnittene Kartoffeln, die in Butter hellbraun gebraten werden, eine beliebte Beilage zu festlichen Gerichten.

Schmandschinken · Ostpreußisches Gericht aus Schinkenscheiben mit Sahnesauce.

Schnepfendreck · Die zarten Eingeweide der Schnepfen, mit Zwiebelwürfeln in Butter gebraten, gehackt und auf kleine Weißbrotscheiben gestrichen. Sie werden zu gebratenen Schnepfen als Beilage serviert.

Senffrüchte · Kandierte Früchte in einer süßsäuerlichen klaren Senfsauce.

Serviettenkloß · Ein Hefestück, das in einer Serviette eingebunden über Dampf gar gemacht wird. Serviettenklöße sind Beilagen, besonders zu geschmortem Fleisch.

Soleier · Hartgekochte Eier, die mit angestoßener Schale in Salzlake eingelegt werden. Zum Essen werden die Eier gepellt, halbiert, die festen Dotter herausgedrückt, mit Tomatenketchup, Salz, Pfeffer, Paprika und Senf vermischt, wieder in die leeren Eiweißhälften eingefüllt und gegessen.

Sorbet · Halbgefrorenes Getränk aus Fruchtsaft, mit Sekt verquirlt und in Sektkelchen serviert.

Soubise · Charles de Rohan, Fürst von, französischer Marschall und bekannter Feinschmecker (1715–1787). Sein Name verbindet sich heute auf den Speisekarten mit einem Zwiebelpüree, das zu Hammel- und Kalbsbraten gereicht wird. Die betreffenden Gerichte heißen dann à la Soubise.

Soufflée · Ein Schaumgericht. Soufflées gibt es süß oder als gebackenen Eischaum mit Fleisch, z. B. *Lebersoufflée.*

Soufflée-Kartoffeln · Aufgeblähte gebackene Kartoffelkissen, die innen hohl sind.

Spatzen, Spätzle · Kleine Teigflecken, eigentlich von einem größeren Stück mit einer Messerklinge von einem Brett in kochendes Wasser geschabt, gekocht, abgetropft und mit Fett in der Pfanne geröstet. Oft mit Käse, Pfifferlingen oder Schinkenstreifen vermischt.

Specksalat · Kartoffelsalat, der mit heißem, ausgelassenem Speck übergossen ist.

Spickaal · Dasselbe wie geräucherter Aal.

Spickbrust, Spickgans · Die roh aus Mastgänsen ausgelösten Brüste der Gänse, gepökelt, paarweise zusammengenäht und geräuchert. Geräucherte Gänsebrust wird gekühlt, in dünne Scheiben geschnitten, als Aufschnitt gegessen.

Stroganow, Stroganoff · Russisches Adelsgeschlecht. Auf Speisekarten findet man sehr häufig das *Filetgulasch Stroganoff,* ein Fünfminutenfleisch in Sahnesauce, mitunter auch zusammen mit Champignons und Streifen von roten Beten und Gewürzgurken.

Straßburger Art · Bedeutet bei Schweinefleischgerichten und Enten, auch Gänsen, daß sie mit Sauerkraut, Speckscheiben und Gänseleberstücken serviert werden.

Suprême · Wörtlich: Das Feinste, Beste. Auf Speisekarten sind damit meistens ausgelöste gedünstete Bruststücke von Hühnern und Seezungenfilets gemeint. Es gibt auch eine *Sauce Suprême* aus Hühnerbrühensauce und Sahne.

En Surprise · Siehe *Omelette en Surprise.*

Suzette · So nannte ein verliebter französischer Koch, dessen Name nicht mehr bekannt ist, ein bezauberndes Gericht: hauchdünne Eierkuchen in zuckrigem und mit Pomeranzenlikör angereichertem Orangensaft. Es sind die *Crêpes Suzette.* Ebenfalls à la Suzette gibt es aber auch Steaks und Roastbeef, wenn sie Champignonpüree auf Teigböden, Karotten und Artischockenböden enthalten.

Szegediner Gulasch · Eine Variante aus Schweinefleischwürfeln, angerichtet auf einem Hügel aus Sauerkraut und mit kalter saurer Sahne übergossen.

Tagliatelle · In Italien: breite Bandnudeln, die es auch mit Spinatsaft grün gefärbt gibt.

Tapioka · Ein tropisches Stärkeprodukt, ähnlich dem Sago.

Tarhonya · Kugelförmige kleine Teigstücke, die man in Ungarn zu Gulasch ißt.

Tatar · Kann das bekannte rohe Hackfleischstück sein. Aber auch eine grüne Kräutermayonnaise zu kaltem Braten oder harten Eihälften.

Tartelette · Küchenfranzösisch für Mürbeteigtörtchen, die meistens mit Früchten gefüllt werden.

Tartine · Winzige Weißbrotscheibchen mit Butter bestrichen, als Zugabe zu Suppen. Kann auch ein normales Butterbrot bedeuten.

Terrine de Maison · Eine Fleischpastete in eine Terrine gegossen, erkaltet und als Vorspeise aufgeschnitten. Die Zusammensetzung der Fleischmasse ist verschieden.

Tiroler Art · Lendenbraten und Steaks, die mit gebackenen Zwiebelringen und gedünsteten Tomatenhälften umlegt und mit einer Sauce aus Kräutern, Tomatenpüree, Eigelben und Öl zusammengerührt werden.

Tivoli · Bei Kalbsbraten die Beilage von Spargelspitzen und Champignons und als Sauce der Bratensaft, der zusammen mit flüssiger Butter schaumig geschlagen wurde.

Toast Melba · Hauchdünn geschnittene und auf Ofenblechen gedörrte Weißbrotscheiben.

Toulouser Art · Gedünstete oder gekochte Poularden, die mit gebratenen Kalbsmilcherscheiben, Trüffeln und Champignons serviert werden. Dazu eine helle Sauce aus Hühnerfett und Champignonscheiben.

Tournedos · Kleine Filetsteaks, die aus dem dünnen Teil der Ochsenlende geschnitten werden.

Tournieren · Küchenfranzösisch für das Rundschneiden von Champignonköpfen, Kartoffeln, Möhren. Das Tournieren soll dem Material ein gefälligeres Aussehen geben. Es handelt sich also nur um einen optischen Effekt.

Tranche · In der Küchensprache die Scheibe vom Braten, vom Fisch. Das Schneiden in Scheiben nennt man tranchieren.

Trauttmansdorff · Ferdinand Graf, österreichischer Staatsmann (1825–1870). *Reis Trauttmansdorff* ist ein süßer Milchreis, erkaltet mit Schlagsahne vermischt, geformt und mit Himbeermark übergossen.

Trepangsuppe · Trepang ist ein getrocknetes Meerestier, das in tropischen und asiatischen Meeren lebt. Die Suppe ist klar und scharf. Sie gehört in die Gruppe der exotischen Suppen.

Trifle · In der englischen Küche ein Zwiebackauflauf mit Früchten.

Tripes · Küchenfranzösisch für Kutteln, Fleck. Die bekannteste Zubereitung sind die *Tripes à la mode de Caën*, geschmorte Kutteln.

Ungarisch · So nennt man gebratene Hähnchen, die mit Blumenkohl und Paprikasauce serviert werden.

Uxelles · Louis Chalon de Bled, Marquis d'Uxelles. *D'Uxelles* nennt man eine Mischung aus gewiegten Zwiebeln und Pilzen. Diese d'Uxelles-Masse wird mit Braten, Geflügel und Champignonköpfen verwendet.

Vacherin · Ein Vacherin kann eine Eistorte sein, die statt des Teiges eine Baisermasse hat. Vacherin ist aber auch ein Käse.

Verlorene Eier · Ein anderer Name für pochierte Eier. Eier, die ohne Schale in Wasser gekocht werden.

Vinaigrette · In der französischen Küche eine Salatsauce aus Essig, Salz, Pfeffer und Öl.

Vol-au-Vent · Großes Blätterteiggehäuse als Pastete. Wenn es mit Kalbfleischragout gefüllt wird, nennt man es *Vol-au-Vent à la Toulousaine*.

Waldorf-Salat · Salat aus rohen, sehr feinen Knollenselleriestreifen, Apfelstücken und Mayonnaise.

Walewska · Eine polnische Gräfin und Geliebte des großen Napoleon. Die *Seezunge Walewska* ist berühmt geworden. Sie wird gedünstet, mit Langustenschwänzen, Trüffeln und Käsesauce bedeckt und im Ofen geflämmt.

Waller · Süddeutsch für den Fisch Wels.

Walterspiel · Alfred, der größte deutsche Koch seiner Zeit. Das Restaurant im Hotel »Vier Jahreszeiten« trägt seinen Namen. Er erfand u. a. das *Tartelette Walterspiel* aus Nußmürbeteig mit Hummerfleisch.

Wellington · Arthur Wellesley, Herzog von, englischer Feldherr, Sieger von Waterloo (1769–1852). Auf Speisekarten lebt sein Name fort als *Filet Wellington*. Das ganze Filet wird halb gebraten, mit d'Uxelles-Masse (s. d.) umgeben und in Blätterteig eingewickelt. Nach dem Braten schneidet man es warm in Scheiben auf und serviert mit Rotwein- oder Madeirasauce und gehackten Trüffeln.

Welsh Rarebits · Siehe Rabbits.

Wiener Schnitzel · Kalbfleischschnitzel, die in Mehl, in verquirltem Ei und Bröseln gewendet, dann in Butter gebraten werden.

Worcestershire-Sauce · Braun und dünnflüssig; hat große Ähnlichkeit mit der Sojasauce und wird für den gleichen Würzeffekt benutzt.

Yorkshire · Englische Grafschaft, zugleich eine besondere Schweineart. Gefüllte gedünstete *Poularden Yorkshire* werden mit Madeirasauce und einer bunten Gemüsemischung angerichtet.

Yorkshire-Pudding · Ein poröser Mehlkuchen, auf Blechen gebacken, der in Scheiben geschnitten und mit Roastbeef gegessen wird. In der englischen Küche sehr häufig.

Zampone · In der italienischen Küche ein mit Fleisch gefüllter Schweinsfuß, warm und kalt gegessen.

Zigeuner-Art · Rostbraten und Schweinesteaks nach Zigeuner-Art werden mit gebratenen Schinkenscheiben und Pfeffersauce serviert.

Welche Weine zu welchen Speisen?

Natürlich ist die alte Faustregel »Weißer Wein zu hellem Fleisch, roter Wein zu dunklem Fleisch« immer richtig. Den meisten Weinfreunden und auch denen, die es erst werden wollen, ist diese Auskunft jedoch zu dürftig. Sie möchten zu den sorgfältig ausgesuchten und zubereiteten Gerichten den passenden Wein wählen und vielleicht auch gern ein wenig als Weinkenner glänzen.

In allen gastronomisch kultivierten Ländern ist es Sitte, die Weine mit den verschiedenen Gängen eines Menüs zu steigern, auf jeden Fall aber den Speisen der einzelnen Gänge anzupassen. Das beginnt bei den Vorspeisen.

Dabei ist zu beachten, daß Wein auch Feinde hat. Sein größter Feind ist der Essig. Ein mit Essig angemachter Salat macht den Wein ebenfalls zu Essig. Nicht minder nachteilig sind die Säuren von Grapefruit, Orange und Zitrone. Die meisten *Anfangsgerichte* – gemischtes Horsd' oeuvre, Artischocken, Avocados, Tomatensalat, Radieschen, geräucherter Fisch oder Wurst, Eier, Pasteten, Melone – werden deshalb, wenn sie sauer abgeschmeckt sind, am besten mit dem Sherry abgerundet, der vorher als Aperitif gereicht wurde. Andernfalls paßt ein Glas von dem Wein, der später das Hauptgericht begleitet, dazu.

Eine Ausnahme bilden *Schaltiere*, die mit einem trockenen Weißwein am besten schmecken. Die Verbindung von Austern und Chablis ist kein Zufall; die Herbheit des Weines wirkt auf die Auster wie ein Spritzer Zitrone. Den gleichen Zweck erfüllt ein guter, trockener Sekt. Manche Leute finden, daß sich ein ölhaltiger *Räucherlachs* oder *Räucheraal* nicht mit einem leichten Weißwein verträgt. In diesem Fall ist ein Rheingauer besser am Platz.

Zur *Suppe* braucht man keinen besonderen Wein zu reichen. Viele Suppen werden ohnehin mit Wein verbessert, klare Suppen vor allem mit Madeira, Marsala oder Sherry. Ein Schluck der gleichen Weine verträgt sich dann meistens gut damit.

Als klassisches Zwischengericht gilt *Fisch*. Zu den meisten Fischen schmeckt Weißwein besser als Rotwein, weil seine Säure den Fischgeschmack weitgehend dämpft, während Rotwein ihn eher hervorhebt. Fisch bekommt durch Rotwein oft einen eigenartig metallischen Geschmack, der jeden anderen Eindruck verwischt. Fische, die einen starken Eigengeschmack haben oder von einer dominierenden Sauce begleitet sind, werden am besten durch Weine mit einem hervortretenden Aroma ergänzt. Zum Beispiel durch teure weiße Burgunder, Rheingauer, Rheinhessen, wie Niersteiner Auflangen, Frankenbocksbeutel, Mateus Rosé

als Portugal-Bocksbeutel oder Weißweine aus südlichen
Gegenden. Sehr weiße und zarte Fische werden leicht durch
Wein erdrückt. Ein junger Mosel ist das beste für zarte
Süßwasserfische.

Über das Für und Wider beim Weinwechsel innerhalb
einer Speisenfolge könnte man ein ganzes Buch schreiben.
Das Thema ist sehr komplex. Die Feinabstimmung der
einzelnen Gerichte zueinander ist nicht so sehr eine Kunst,
wie oft behauptet wird, als vielmehr eine Frage der indivi-
duellen Ansprüche an das Essen. Natürlich sollte man bei
der Zusammenstellung eines Menüs darauf achten, daß die
einzelnen Gerichte so aufeinander abgestimmt sind, daß
die sie begleitenden Weine nicht von leicht auf schwer und
wieder auf leicht wechseln müssen. Nach der Suppe kann
ein klug ausgewählter Rotwein bei entsprechenden Zwi-
schen- und Hauptgerichten bis zur Käseplatte durchserviert
werden. Bei einem anderen Menü kann der Weißwein der
Vorspeise auch vorzüglich zum Hauptgang passen.
Hauptgerichte mit *Schweine- oder Kalbfleisch* vertragen
sich normalerweise – es kommt auch auf die Sauce an –
ausgezeichnet mit einem nicht zu trockenen Weißwein.
Ein badischer Weißwein vom Kaiserstuhl, eine Pfälzer
Spätlese, ein Frankenwein der gehobenen Klasse, ein nicht
zu breiter Silvaner aus Rheinhessen oder ein mittlerer
Rheingauer sind die deutschen Weine zu Schweine- und
Kalbfleischgerichten, wenn diese mit nicht zu stark gewürz-
ten Saucen gereicht werden. Zu Paprikaschnitzel oder zum
»Burgunder-Kotelett« aus Kassler Rippe passen dann auch
nur »gröbere Keile« wie Kalterer Rotwein oder ein junger
Beaujolais.
Zu *Rind und Lamm* ist Rotwein bei weitem vorzuziehen.
Die besten Rotweine der Welt, Bordeaux und Burgunder,
sind ideale Begleiter zu den zarten, teuren Stücken dieser
Fleischarten.
Zu *Schmorbraten, Sauerbraten, Rindslende* und ähnlichen
Gerichten sollte man bei einem deutschen Rotwein von der
Ahr, vom Rheingau oder aus Württemberg bleiben. Diese
Weine passen sich allen Speisen gut an.
Wild, auch wenn das Fleisch sehr dunkel ist, kann merk-
würdigerweise mit einem ziemlich buketthaltigen Weißwein ebenso vorzüglich schmecken wie mit einem dunklen,
schweren Rotwein. Vor allem die weißen Rheinpfälzer mit
ihrem üppigen Bukett eignen sich ausgezeichnet. Man kann
hier also getrost auch einmal von der alten Faustregel
»rot« abweichen.
Bei der Wahl des Weines zu *Geflügel* kommt es auf die Zubereitung an. Ein Huhn zum Beispiel kann man so bereiten,
daß es zu fast jedem nur erdenklichen Wein paßt. Zu einem
wirklich guten Wein aber ist nichts so angebracht wie ein
junger, einfach in Butter gebratener Vogel. Ob dieser Wein
dann ein roter Bordeaux oder ein weißer Burgunder, ein

Rotwein aus Baden oder Tirol, ein Weißwein aus dem Rheingau oder der Pfalz ist, hängt ganz vom jeweiligen Geschmack ab.

Wildgeflügel, auch nicht abgehangenes, wie Rebhuhn, Schnepfe und Wachtel, ist andererseits immer ein ausgesprochenes Rotweingericht. Als einfache Regel gilt: guter roter Bordeaux zu nicht abgehangenem Wildgeflügel; Burgunder zu Wildgeflügel, Pastete oder Galantine; ein Châteauneuf-du-Pape oder eher noch volle bukettreiche Rheinweine zu *Ente oder Gans*, deren Fettgehalt ein Gegengewicht braucht.

Weinliebhaber sind oft in dem festen Glauben verwurzelt, daß *Käse* der vollendete Begleiter eines jeden Weines sei. Weinkenner bestreiten das. Fast alle Käsesorten, mit Ausnahme der milden, vertragen sich höchstens mit robusteren Rotweinen, weil sie zu streng im Geschmack sind. Für die meisten Käse ist Portwein die richtige Begleitung, weil er durch seine Süße dominieren kann. Je schärferen Käse man zum Wein ißt, desto weniger ist der Wein zu spüren, desto unbedeutender wird er.

Und zum Schluß die *Desserts und Süßspeisen*. Ein Süßwein dazu wäre fehl am Platze, denn zweierlei Süßigkeit auf einmal ist für den Gaumen zuviel des Guten. Einen Sauternes zum Beispiel kann man nicht wirklich würdigen, wenn man ihn zu Eis oder Fruchtsalat trinkt. Nachspeisen auf Kuchenbasis schmecken ausgezeichnet mit Madeira, rotem Portwein, einer Beeren- oder Trockenbeerenauslese, einem Eis- oder Strohwein aus deutschen Weinlandschaften. *Obst* verlangt keinen bestimmten Wein, aber gut muß er sein. Es offenbart die Mängel eines dünnen oder verfälschten Weines deutlicher als jede andere Speise.

Ortsregister

Wenn Sie gerne gut kochen, finden Sie neue Ideen, hervorragende Rezepte und viele Tips in diesen Bänden der Reihe »Feinschmecker-Kochbücher«:

ARNE KRÜGER

Das Hobbykoch-Buch

152 Seiten mit 8 Farbtafeln und Zeichnungen
von Ingrid Schütz. Farbiger Glanzeinband 18,8o DM.
Das Kochbuch für Männer mit Küchenambitionen.
Viele Gourmet-Rezepte. Dazu kleine und große Küchen-
geheimnisse, verraten von Meisterkoch Arne Krüger.
Der vergnügliche Weg zur Küchen-Meisterschaft.

ARNE KRÜGER

Feinschmeckers Salatbuch

3. Auflage. 152 Seiten mit 8 Farbtafeln und Zeichnungen
von Ingrid Schütz. Farbiger Glanzeinband 18,8o DM.
Meisterkoch Arne Krüger führt Sie in die Kunst der Salat-
zubereitung ein und verrät Ihnen 270 besondere Rezepte.
Von der »Gastronomischen Akademie Deutschlands e. V.«
mit dem Prädikat »besonders zu empfehlen« ausgezeichnet.

ULRICH KLEVER

Das Gästeverwöhnbuch

2. Auflage. 152 Seiten mit 4 Farbtafeln und Zeichnungen
von Hans Peter Wirsing. Farbiger Glanzeinband 18,8o DM.
Kulinarische Programme für 50 Situationen mit mancherlei
Snobrezepten. Ein Koch- und Kursbuch für jeden Gastgeber
mit perfektem Rat zu allen Fragen der Bewirtung.
Von der »Gastronomischen Akademie Deutschlands e. V.«
mit dem Prädikat »zu empfehlen« ausgezeichnet.

ULRICH KLEVER

Feinschmeckers Grillbuch

2. Auflage. 152 Seiten mit 8 Farbtafeln und Zeichnungen
von Rolf Ege. Farbiger Glanzeinband 18,8o DM.
Der perfekte Ratgeber zu jedem Grill, vom Holzkohlenrost
bis zum Grill-Toaster. Exklusive Feinschmecker-Rezepte,
auch für interessante neue Saucen und Salate.

GRÄFE UND UNZER VERLAG MÜNCHEN